HIZLI VE KOLAY MİKRODALGA TARİFLERİ 2022

YAPILMASI KOLAY LEZZETLİ TARİFLER

AYSEL KOC

İçindekiler

İskoç çulluğu 13
İsveç Mayonezli Yumurta 14
Türk Fasulye Salatası 15
Deniz ürünlü pilav 16
Pimientoslu Paella 17
tavuk Amandin 18
Domates ve Fesleğenli Tavuk Amandine 19
Divan tavuğu 20
Kerevizli Kremalı Soslu Tavuk 21
Cipsli Kremalı Soslu Tavuk 21
Tavuk a la Kral 22
Türkiye à la King 23
Peynirli Tavuk à la King 23
Tavuk à la King Kurabiye 23
Slimmers' Tavuk Ciğeri Braise 24
Slimmers' Türkiye Ciğer Braise 25
tavuk tetrazzini 26
Tavuklu ve Karışık Sebzeli Güveç 27
Pirinçli Ballı Tavuk 28
Limonlu Beyaz Rom Soslu Tavuk 29
Portakallı Brendi Soslu Tavuk 30
Bebek Makarna ile Barbekü Soslu Bagetler 31

Meksika Köstebek Soslu Tavuk 32
Bebek Makarnalı Barbekü Soslu Tavuk Kanatları 33
tavuk jambalaya 34
Türkiye Jambalaya 35
Kestaneli Tavuk 36
tavuk bamya 37
Türkiye Bamya 39
Kahverengi Portakal Baste ile Tavuk Göğsü 39
Kremalı Biber Soslu Tavuk 40
Kremalı Biber Soslu Hindi 41
ormanlık tavuk 42
Elma ve Kuru Üzümlü Tavuk 43
Armut ve Kuru Üzümlü Tavuk 44
Greyfurtlu Tavuk 45
Macar Tavuğu ve Karışık Sebzeler 46
Tavuk Bourguignonne 47
Tavuk Yahnisi 49
Şaraplı Tavuk Fricassée 50
Tavuk Yüce 50
Coq ve Vin 51
Mantarlı Coq au Vin 52
Coq ve Kola 52
Delikli Kaplamalı Bagetler 53
tavuk cacciatore 54
tavuk avcısı 55
tavuk marengo 55
Susamlı Tavuk 56

ülke kaptanı 57
Domates ve Kapari Soslu Tavuk 59
tavuk kırmızı biber 61
Doğu Tavuğunun Tonları 63
Nasi Gören 65
Hindi kızartma 66
İspanyol Türkiye 67
Türkiye Tacoları 68
gözleme takoları 69
hindi somunu 69
Anglo-Madras Türkiye Köri 70
Meyveli Hindi Körisi 71
Ekmek ve Tereyağlı Hindi Turtası 72
Hindi ve Doldurulmuş Pirinç Güveç 74
Portakal Sırlı Hindi Göğsü 75
Tatlı ve Ekşi Ördek 76
kanton ördeği 77
Portakal Soslu Ördek 78
Fransız usulü ördek 80
Kemikli ve Rulo Etlerin Kavrulması 83
Portakallı ve Limonlu Tatlı ve Ekşi Domuz Pirzolası 84
Rulo Köfte 85
Hindi ve Sosis Terrine 86
Fermuarlı Soslu Domuz Pirzolası 86
Hawaii Domuz Eti ve Ananas Güveç 87
Hawaii Tavlası ve Ananas Güveç 88
şenlikli tavla 89

Sırlı Gala Gammon 90
İspanyol Salamlı Paella 91
İsveç usulü köfte 91
Çıtır çıtır domuz rostosu 93
Ballı domuz rostosu 93
Kırmızı Lahanalı Domuz Pirzolası 94
Roma usulü domuz filetosu 95
Domuz Fileto ve Sebze Güveç 96
Biberli Domuz Pirzolası 97
Chutney ve Mandalina ile Domuz Eti 98
'Mangalda' Kaburga 99
Peynir Soslu Jambonlu Hindiba 100
Yapışkan Portakallı Barbekü Soslu Domuz Kaburga 102
Biftek ve Mantarlı Puding 103
Biftek ve Böbrek Pudingi 105
Biftek ve Kestane Pudingi 105
Kuru Erikli Biftek ve Turşu Cevizli Puding 105
Güney Amerika 'Kıyılmış' Et 105
Yumurta ve Zeytinli Brezilya 'Kıyılmış' Eti 106
Ruben Sandviç 107
Sığır Chow Mein 107
Dana Pirzola Suey 107
Patlıcan ve Dana Güveç 108
Köri Köri 110
italyan köftesi 111
Hızlı Biberli Köfte 112
Otlu Sığır Büfe Dilim 113

Hindistan Cevizi ile Malezya Tarzı Fıstık Sığır Eti 114
Hızlı Sığır Eti ve Mayonezli Somun 115
Kırmızı Şarapta Pişmiş Sığır Eti... 116
Yüce Peynirli Brokoli 118
güveç 119
Pastırma ile Kereviz Peyniri 120
Pastırma ile Enginar Peyniri... 121
Karelya Patatesi 122
Domatesli Hollanda Patatesi ve Gouda Güveç........................... 123
Krema ile Tereyağlı ve Kabarık Tatlı Patates............................. 123
Maitre d'Hôtel Tatlı Patates 124
kremalı patates... 125
Maydanozlu Kremalı Patates 126
Peynirli Kremalı Patates.. 126
Paprika ile Macar Patates 127
Dauphine Patates... 128
Savoyard Patates 129
şato patates... 129
Badem Ezmesi Soslu Patates 130
Hardal ve Limonlu Domates 131
kızarmış salatalık 132
Pernod ile Kızarmış Salatalık... 132
İlik Espagnole 133
Kabak ve Domates Grateni 134
Ardıç Meyveli Kabak... 135
Pernod ile Tereyağlı Çin Yaprakları 136
Çin usulü fasulye filizi.. 137

Portakallı Havuç 138
kızarmış hindiba 139
Kireç ile Kızarmış Havuç 140
Sherry'de rezene 141
Jambonlu Şarapta Kızarmış Pırasa 142
Güveçte Pırasa 143
Güveç Kereviz 143
etli biber 144
Domatesli Etli Biber Dolması 145
Limonlu ve Kekikli Hindi Biber Dolması 145
Polonya Tarzı Kremalı Mantar 146
kırmızı biber mantarı 147
Körili Mantar 147
Mercimek Dhal 148
Soğanlı ve Domatesli Dhal 150
Sebze Madraları 152
Karışık Sebzeli Köri 154
Jöleli Akdeniz Salatası 156
Jöleli Yunan Salatası 157
Jöleli Rus Salatası 157
Hardallı Mayonezli Alabaş Salatası 158
Pancar, Kereviz ve Elma Bardakları 159
Sahte Waldorf Kupaları 160
Sarımsak, Mayonez ve Antep Fıstıklı Kereviz Salatası ... 160
Kıtasal Kereviz Salatası 161
Pastırma ile Kereviz Salatası 162
Sıcak Soslu Biberli Yumurtalı Enginar Salatası 163

Adaçayı ve Soğan Dolması 164
Kereviz ve Pesto Dolması 165
Pırasa ve Domates Dolması 165
domuz pastırması 166
Pastırma ve Kayısı Dolması 167
Mantar, Limon ve Kekik Dolması 167
Mantar ve Pırasa Dolması 168
Jambon ve Ananas Doldurma 169
Asya Mantarı ve Kaju Fıstığı Doldurma 170
Jambon ve Havuç Dolması 171
Jambon, Muz ve Mısır Dolması 171
İtalyan Doldurma 172
İspanyol Dolması 173
Portakal ve Kişniş Dolması 173
Kireç ve Kişniş Dolması 174
Portakal ve Kayısı Dolması 175
Elma, Üzüm ve Ceviz Dolgusu 176
Elma, Erik ve Brezilya Fıstığı Dolması 177
Elma, Hurma ve Fındık Dolması 177
Sarımsak, Biberiye ve Limon Dolması 178
Parmesan Peynirli Sarımsak, Biberiye ve Limon Dolması 179
Deniz Ürünleri Doldurma 179
Parma Jambon Dolması 180
sosisli dolma 180
sosis ve ciğer dolması 181
Sosis ve Mısır Dolması 181
Sosis ve Portakal Doldurma 181

Yumurtalı Kestane Dolması 182
Kestane ve Kızılcık Dolması 183
Kremalı Kestane Dolgusu 183
Kremalı Kestane ve Sosis Dolması 184
Bütün Kestane ile Kremalı Kestane Doldurma 184
Maydanoz ve Kekik ile Kestane Dolması 185
tavla ile kestane dolması 186
tavuk ciğeri dolması 187
Cevizli ve Portakallı Tavuk Ciğeri Dolması 188
Üçlü Fındık Doldurma 188
Patates ve Hindi Ciğeri Dolması 189
Otlu Pirinç Dolması 190
Domatesli İspanyol Pirinci Dolması 191
Meyveli Pirinç Dolması 192
Uzakdoğu Pirinç Dolması 193
Fındıklı Tuzlu Pirinç Doldurma 193
çikolatalı cips 194
Çikolatalı bir tür kek 195
Moka Turtası 196
Çok katmanlı Kek 197
Kara Orman Kirazlı Turta 197
Çikolatalı Portakallı Gateau 198
Çikolatalı Tereyağı Kremalı Pasta 199
Çikolatalı Mocha Kek 200
Portakallı-Çikolatalı Pasta 200
Duble Çikolatalı Kek 200
Krem Şanti ve Cevizli Torte 201

Noel Kapısı 202
Amerikan kekleri 203
Çikolatalı Fındıklı Kek...204
Yulaf Şekerleme Üçgenler 204
müsli üçgenler...205
çikolata kraliçeleri...205
lapa lapa çikolata kraliçeleri 206
Kahvaltı Kepeği ve Ananaslı Kek 207
Meyveli Çikolatalı Bisküvi Crunch Kek............................208
Meyveli Mocha Bisküvi Çıtır Kek 209
Meyveli Romlu ve Üzümlü Bisküvili Crunch Kek 209
Meyveli Viski ve Portakallı Bisküvi Çıtır Kek 209
Beyaz Çikolatalı Meyveli Crunch Kek 210
İki Katlı Kayısı ve Ahududulu Cheesecake.....................210
Fıstık Ezmeli Cheesecake 213
Limonlu Lor Cheesecake..214
çikolatalı Cheesecake 214
Sharon Meyveli Cheesecake 215
Yabanmersinli peynir pastası 216
Fırında Limonlu Cheesecake...217
Fırında Limonlu Cheesecake...218
Fırında Frenk üzümü Cheesecake 218
Fırında Ahududulu Cheesecake......................................218

İskoç çulluğu

4 kişilik

Bu, City centilmenler kulüplerinin eski ligine aittir ve sıcak servis edildiğinde, en çok satılan kanepelerden biri olmaya devam etmektedir.

4 dilim ekmek
Tereyağı
Gentleman's Relish veya hamsi ezmesi
2 adet Ekstra Kremalı Çırpılmış Yumurta
Süslemek için yağda birkaç konserve hamsi filetosu

Ekmeği kızartın, ardından tereyağı ile yayın. Gentleman's Relish veya hamsi ezmesi ile ince bir şekilde yayın, her dilimi dörde bölün ve sıcak tutun. Ekstra Kremalı Çırpılmış Yumurtaları yapın ve kızarmış ekmeklerin üzerine kaşıkla koyun. Hamsi filetoları ile süsleyin.

İsveç Mayonezli Yumurta

4 kişilik

Rendelenmiş marul yaprakları
1-2 haşlanmış (sert pişmiş) yumurta, yarıya
25 ml/1½ yemek kaşığı elma püresi (elma sosu)
Caster (çok ince) şeker
150 ml/¼ pt/2/3 su bardağı Mayonez Sosu veya satın aldığınız mayonezi kullanın
5 ml/1 tatlı kaşığı yaban turpu sosu
5-10 ml/1-2 çay kaşığı siyah veya turuncu sahte havyar
1 kırmızı kabuklu yeme (tatlı) elma, ince dilimlenmiş

Salatayı bir tabağa dizin. Yumurtaları doldurun, yanları aşağı doğru kesin. Elma püresini pudra şekeri ile hafifçe tatlandırın, ardından yaban turpu soslu mayonez ile karıştırın. Yumurtaları bu karışımla kaplayın, ardından sahte havyar ve bir grup elma dilimi ile süsleyin.

Türk Fasulye Salatası

Servis 6

Buna Türkiye'de fesulya plaki denir ve esas olarak konserve kuru fasulye ve Akdeniz sebzelerinin bir karışımıdır. Ekonomik bir başlangıçtır ve yanında kıtır ekmek ister.

75 ml/5 yemek kaşığı zeytinyağı

2 soğan, ince rendelenmiş

2 diş sarımsak, ezilmiş

1 büyük olgun domates, beyazlatılmış, kabuğu soyulmuş, çekirdekleri çıkarılmış ve doğranmış

1 adet yeşil (dolmalık) biber, çekirdekleri çıkarılmış ve çok ince doğranmış

10 ml/2 çay kaşığı pudra (çok ince) şeker

75 ml/5 yemek kaşığı su

2.5–5 ml/½–1 çay kaşığı tuz

30 ml/2 yemek kaşığı kıyılmış dereotu (dereotu)

400 g/14 oz/1 büyük kutu kuru fasulye, süzülmüş

Yağı, soğanı ve sarımsağı 1,75 litre/3 pt/7½ fincanlık bir kaba koyun ve ağzı açık şekilde 5 dakika boyunca iki kez karıştırarak pişirin. Domates, yeşil biber, şeker, su ve tuzu karıştırın. Üçte ikisi bir tabakla örtün ve iki kez karıştırarak Tam 7 dakika pişirin. Tamamen soğumaya bırakın, ardından örtün ve birkaç saat soğutun. Dereotu ve fasulyeyi karıştırın. Tekrar örtün ve bir saat daha soğutun.

Deniz ürünlü pilav

Servis 6

1 kg/2¼ lb kemikli tavuk göğsü

30 ml/2 yemek kaşığı zeytinyağı

2 soğan, doğranmış

2 diş sarımsak, ezilmiş

1 yeşil (dolmalık) biber, çekirdekleri çıkarılmış ve doğranmış

225 gr/8 oz/1 su bardağı risotto pirinci

1 paket safran tozu veya 5 ml/1 çay kaşığı zerdeçal

175 g/6 oz/1½ su bardağı dondurulmuş bezelye

4 domates, beyazlatılmış ve kabuğu soyulmuş

225 gr/8 oz pişmiş midye

75 g/3 oz/¾ fincan pişmiş jambon, küp

125 gr/4 oz/1 su bardağı soyulmuş karides (karides)

600 ml/1 pt/2½ su bardağı kaynar su

7,5–10 ml/1½–2 çay kaşığı tuz

Süslemek için ekstra pişmiş midye, pişmiş karides ve limon dilimleri

Tavuğu, ortasında bir delik bırakarak 25 cm/10 çapında bir güveç tabağının (Hollanda fırını) kenarına yerleştirin. Üzerini streç filmle (plastik sargı) örtün ve buharın çıkması için iki kez kesin. 15 dakika boyunca Tam olarak pişirin. Sıvıyı boşaltın ve yedekleyin. Tavukları küp küp doğrayın. Bulaşığı yıkayıp kurulayın. Yağı tabağa dökün ve 1 dakika boyunca Tam olarak ısıtın. Soğanı, sarımsağı ve yeşil biberi katıp karıştırın. 4 dakika boyunca, ağzı açık şekilde, Dolu'da pişirin. Kalan tüm malzemeleri tavuk ve ayrılmış likörle birlikte iyice karıştırarak ekleyin. Daha önce olduğu gibi örtün ve yemeği üç kez çevirerek 20 dakika boyunca Tam olarak pişirin. Fırının içinde 10 dakika bekletin, ardından 5 dakika daha pişirin. Üzerini açıp midye, karides ve limon dilimleri ile süsleyin.

Pimientoslu Paella

Servis 6

Paella'daki gibi hazırlayın, ancak midye ve tercihe göre diğer deniz ürünlerini çıkarın ve limon dilimleri, 200 gr/7 ons süzülmüş biber konservesi, şeritler halinde kesilmiş ve fazladan bezelye ile süsleyin.

tavuk Amandin

4 kişilik

Tipik bir Kuzey Amerika kestirme tarifi.

4 poussin (tavuk), her biri yaklaşık 450 g/1 lb
300 ml/10 fl oz/1 konserve kremalı mantar çorbası
150 ml/¼ pt/2/3 su bardağı orta kuru şeri
1 diş sarımsak, ezilmiş
90 ml/6 yemek kaşığı kavrulmuş kuşbaşı badem
175 g/6 oz/¾ fincan kahverengi pirinç, haşlanmış
Brokoli

Poussinleri, göğüs kısımları alta gelecek şekilde ve tek kat halinde, mikrodalgaya sığacak kadar büyük, derin bir tabağa koyun. Üzerini streç filmle (plastik sargı) örtün ve buharın çıkması için iki kez kesin. Tabağı dört kez çevirerek 25 dakika boyunca Tam olarak pişirin. Tavukları göğüs kısmı yukarı gelecek şekilde çevirin. Çorbayı şeri ve tavuk pişirme suları ile hafifçe çırpın. Sarımsağı karıştırın. Tavukların üzerine geri dökün. Daha önce olduğu gibi örtün ve tabağı üç kez çevirerek 15 dakika boyunca Tam olarak pişirin. 5 dakika beklemeye bırakın. Tavukları ısıtılmış yemek tabaklarına aktarın ve sosla kaplayın. Badem serpin ve pirinç ve brokoli ile servis yapın.

Domates ve Fesleğenli Tavuk Amandine

4 kişilik

Chicken Amandine için olduğu gibi hazırlayın, ancak mantar yerine yoğunlaştırılmış kremalı domates çorbası ve şeri için marsala kullanın. Pişirme süresinin sonuna doğru 6 adet yırtık fesleğen yaprağı ekleyin.

Divan tavuğu

4 kişilik

Geleneksel olarak brokoli ile yapılan bir başka kolay Kuzey Amerika spesiyalitesi.

1 büyük baş brokoli, pişmiş
25 gr/1 oz/2 yemek kaşığı tereyağı veya margarin
45 ml/3 yemek kaşığı sade (çok amaçlı) un
150 ml/¼ pt/2/3 su bardağı ılık tavuk suyu
150 ml/¼ pt/2/3 su bardağı tek (hafif) krema
50 gr/2 oz/½ fincan Kırmızı Leicester peyniri, rendelenmiş
30 ml/2 yemek kaşığı kuru beyaz şarap
5 ml/1 tatlı kaşığı hafif hardal
225 gr/8 oz/2 su bardağı pişmiş tavuk, küp doğranmış
Tuz
öğütülmüş hindistan cevizi
45 ml/3 yemek kaşığı rendelenmiş Parmesan peyniri
Kırmızı biber

Brokoliyi çiçeklere ayırın ve hafifçe tereyağlı derin 25 cm/10 çapındaki bir tabağın tabanına yerleştirin. Ayrı bir kapta, tereyağı veya margarini Cızırtılı hale gelene kadar 45-60 saniye boyunca Tam ayarda ısıtın. Unu karıştırın ve yavaş yavaş ılık stok ve krema ile karıştırın. Her dakika çırparak, kabarcıklı ve kalınlaşana kadar 4-5 dakika Full on pişirin. Red Leicester, şarap, hardal ve tavuğu karıştırın. Tat vermek için tuz ve hindistan cevizi ekleyin. Sosu brokolinin üzerine dökün.

Parmesan peyniri ve kırmızı biber serpin. Üzerini streç filmle (plastik sargı) örtün ve buharın çıkması için iki kez kesin. Borular ısınana kadar 8-10 dakika Defrost'ta tekrar ısıtın.

Kerevizli Kremalı Soslu Tavuk

4 kişilik

Chicken Divan'daki gibi hazırlayın, ancak brokoli yerine süzülmüş 400 g/14 oz/1 büyük konserve kereviz kalbi koyun. (Kutudan çıkan sıvı başka tarifler için rezerve edilebilir.)

Cipsli Kremalı Soslu Tavuk

4 kişilik

Chicken Divan'da olduğu gibi hazırlayın, ancak peynir ve kırmızı biber tepesini çıkarmayın. Bunun yerine, kabaca ezilmiş 1 küçük torba patates cipsi (cips) serpin.

Tavuk a la Kral

4 kişilik

ABD'den başka bir ithalat ve artık tavuğu kullanmanın yenilikçi bir yolu.

40 gr/1½ oz/3 yemek kaşığı tereyağı veya margarin
40 gr/1½ oz/1½ yemek kaşığı sade (çok amaçlı) un
300 ml/½ pt/1¼ su bardağı sıcak tavuk suyu
60 ml/4 yemek kaşığı duble (ağır) krema
1 konserve kırmızı biber, dar şeritler halinde kesilmiş
200 g/7 oz/az 1 su bardağı konserve dilimlenmiş mantar, süzülmüş
Tuz ve taze çekilmiş karabiber
350 gr/12 oz/2 su bardağı pişmiş tavuk, doğranmış
15 ml/1 yemek kaşığı orta kuru şeri
Servis için taze yapılmış tost

Tereyağı veya margarini 1,5 litre/2½ pt/6 fincan güveç kabına (Hollanda fırını) koyun. 1 dakika boyunca Defrost'ta üstü açık olarak ısıtın. Unu karıştırın, ardından yavaş yavaş stok ve kremayı karıştırın. Her dakika çırparak, köpürene ve koyulaşana kadar 5-6 dakika boyunca ağzı açık şekilde pişirin. Kalan tüm malzemeleri karıştırın ve iyice karıştırın. Bir tabakla örtün ve 3 dakika boyunca Tam olarak yeniden ısıtın. Tost üzerinde servis yapmadan önce 3 dakika bekletin.

Türkiye à la King

4 kişilik

Chicken à la King (yukarıda) gibi hazırlayın, ancak tavuk yerine pişmiş hindi koyun.

Peynirli Tavuk à la King

4 kişilik

Chicken à la King (yukarıda) gibi hazırlayın, ancak 3 dakika yeniden ısıttıktan sonra 125 g/4 oz/1 fincan rendelenmiş Red Leicester peyniri ile kaplayın. Peynir eriyene kadar 1–1½ dakika daha, üzerini açmadan Tam ayarda tekrar ısıtın.

Tavuk à la King Kurabiye

4 kişilik

Chicken à la King'e göre hazırlanın. Servis yapmadan önce, 4 büyük sade veya peynirli çörek (bisküvi) ayırın ve tabanları dört ısıtılmış tabağa koyun. Tavuk karışımı ile örtün ve kapaklarla örtün. Sıcak yiyin.

Slimmers' Tavuk Ciğeri Braise

4 kişilik

Patates yerine brokoli veya karnabahar ile yenebilen az yağlı, az nişastalı bir ana yemek.

15 ml/1 yemek kaşığı zeytinyağı veya ayçiçek yağı
1 kırmızı (dolmalık) biber, çekirdekleri çıkarılmış ve ince dilimlenmiş
1 büyük havuç, ince dilimlenmiş
1 büyük soğan, ince dilimlenmiş
2 büyük kereviz sapı, çapraz olarak ince dilimler halinde kesilmiş
450 g/1 lb tavuk ciğeri, ısırık büyüklüğünde parçalar halinde kesilmiş
10 ml/2 çay kaşığı mısır unu (mısır nişastası)
4 büyük domates, beyazlatılmış, kabuğu soyulmuş ve iri doğranmış
Tuz ve taze çekilmiş karabiber

Yağı 1,75 litre/3 pt/7½ fincan güveç kabına (Hollanda fırını) koyun. Hazırlanan sebzeleri ilave edin ve kapağı açmadan 5 dakika boyunca iki kez karıştırarak pişirin. Karaciğeri sebzelerle karıştırın ve kapağı açmadan 3 dakika boyunca bir kez karıştırarak pişirin. Mısır unu, domates ve baharatları damak zevkinize göre karıştırın. Üzerini streç filmle (plastik sargı) örtün ve buharın çıkması için iki kez kesin. Bir kez çevirerek 6 dakika boyunca Tam olarak pişirin.

Slimmers' Türkiye Ciğer Braise

4 kişilik

Slimmers' Chicken Liver Braise için hazırlanın, ancak tavuk ciğeri yerine hindi ciğeri kullanın.

tavuk tetrazzini

4 kişilik

175 g/6 oz/1½ fincan kısa kesilmiş makarna
300 ml/10 fl oz/1 kutu yoğunlaştırılmış kremalı tavuk veya mantar çorbası
150 ml/¼ pt/2/3 su bardağı süt
225 g/8 oz mantar, dilimlenmiş
350 gr/12 oz/2 su bardağı soğuk pişmiş tavuk, doğranmış
15 ml/1 yemek kaşığı limon suyu
50 gr/2 oz/¾ fincan kuşbaşı (kıyılmış) badem
1.5 ml/¼ çay kaşığı öğütülmüş hindistan cevizi
75 gr/3 oz/¾ fincan Çedar peyniri, ince rendelenmiş

Makarnayı paketin üzerinde yazan şekilde pişirin. Boşaltmak. Çorbayı tereyağlı 1,75 litre/3 pt/7½ fincan tabağa koyun. Sütte çırpın. Kapaksız, Tam olarak 5-6 dakika sıcak ve hafifçe köpürene kadar ısıtın. Makarna ve peynir hariç kalan tüm malzemeleri karıştırın. Üzerini streç filmle (plastik sargı) örtün ve buharın çıkması için iki kez kesin. Tabağı üç kez çevirerek 12 dakika boyunca Tam olarak pişirin. Üzerini kapatıp peynir serpin. Geleneksel olarak sıcak bir ızgara (broiler) altında kahverengileştirin.

Tavuklu ve Karışık Sebzeli Güveç

4 kişilik

4 büyük pişmiş patates, ince dilimlenmiş
3 adet haşlanmış havuç, ince dilimlenmiş
125 gr/4 oz/1 su bardağı pişmiş bezelye
125 gr/4 oz/1 su bardağı pişmiş mısır
4 porsiyon tavuk, her biri 225 g/8 oz, derisi yüzülmüş
300 ml/10 fl oz/1 kutu yoğunlaştırılmış kremalı kereviz çorbası veya tatmak için başka bir tat
45 ml/3 yemek kaşığı orta kuru şeri
30 ml/2 yemek kaşığı tek (hafif) krema
1.5 ml/¼ çay kaşığı rendelenmiş hindistan cevizi
75 g/3 oz/1¼ su bardağı mısır gevreği, kabaca ezilmiş

25 cm/10 çapında tereyağlı derin bir tabağın tabanını patates ve havuç dilimleri ile kaplayın. Bezelye ve mısırı serpin ve tavukla doldurun. Üzerini streç filmle (plastik sargı) örtün ve buharın çıkması için iki kez kesin. Tabağı dört kez çevirerek 8 dakika boyunca Dolu pişirin. Çorbayı mısır gevreği hariç kalan tüm malzemelerle çırpın. Tavukların üzerine kaşıkla. Daha önce olduğu gibi örtün ve tabağı iki kez çevirerek 11 dakika boyunca Tam olarak pişirin. 5 dakika beklemeye bırakın. Servis yapmadan önce üzerini açıp mısır gevreği serpin.

Pirinçli Ballı Tavuk

4 kişilik

25 gr/1 oz/2 yemek kaşığı tereyağı veya margarin
1 büyük soğan, doğranmış
6 çizgili domuz pastırması (dilim), doğranmış
75 g/3 oz/1/3 fincan kolay pişirilebilen uzun taneli pirinç
300 ml/½ pt/1¼ su bardağı sıcak tavuk suyu
Taze çekilmiş karabiber
4 kemikli tavuk göğsü, her biri 175 gr/6 oz
1 portakalın ince rendelenmiş kabuğu ve suyu
30 ml/2 yemek kaşığı koyu berrak bal
5 ml/1 çay kaşığı kırmızı biber
5 ml/1 çay kaşığı Worcestershire sosu

Tereyağı veya margarini 20 cm/8 çapında derin bir tabağa koyun. 1 dakika boyunca Tam açık olarak ısıtın. Soğan, domuz pastırması, pirinç, et suyu ve biberi tatmak için karıştırın. Tavukları üzerine halka şeklinde dizin. Portakal kabuğu ve suyu, bal, kırmızı biber ve Worcestershire sosunu birlikte çırpın. Yarısını tavuğun üzerine kaşıkla. Üzerini streç filmle (plastik sargı) örtün ve buharın çıkması için iki kez kesin. Tabağı üç kez çevirerek 9 dakika boyunca Dolu pişirin. Ortaya çıkarmak. Tavuğu kalan bal karışımıyla yağlayın. 5 dakika boyunca, üstü açık şekilde Tam ayarda pişirin. Servis yapmadan önce 3 dakika bekletin.

Limonlu Beyaz Rom Soslu Tavuk

4 kişilik

25 gr/1 oz/2 yemek kaşığı tereyağı veya margarin
10 ml/2 çay kaşığı mısır veya ayçiçek yağı
1 pırasa, çok ince dilimlenmiş
1 diş sarımsak, ezilmiş
75 g/3 oz/¾ fincan yağsız jambon, doğranmış
675 g/1½ lb kemikli tavuk göğsü, ısırık büyüklüğünde parçalar halinde kesilmiş
3 domates, beyazlatılmış, kabuğu soyulmuş ve iri doğranmış
30 ml/2 yemek kaşığı beyaz rom
5 cm/2 şerit limon kabuğu
1 tatlı portakalın suyu
Tuz
150 ml/¼ pt/2/3 su bardağı sade yoğurt
Su teresi (isteğe bağlı)

Tereyağı veya margarini ve yağı 23 cm/9 çapındaki bir güveç kabına (Hollanda fırını) koyun. 1 dakika boyunca Tam açık olarak ısıtın. Pırasa, sarımsak ve jambonu karıştırın. Kapaksız, Dolu ayarda iki kez karıştırarak 4 dakika pişirin. Tavukta karıştırın. Bir tabakla örtün ve tabağı iki kez çevirerek 7 dakika boyunca Tam pişirin. Kullanıyorsanız, yoğurt ve su teresi hariç kalan tüm malzemeleri ekleyin. Üzerini streç filmle (plastik sargı) örtün ve buharın çıkması için iki kez kesin. Tabağı dört kez çevirerek 8 dakika boyunca Dolu pişirin. Ortaya çıkarmak. Yoğurt ile tabaktaki sıvının bir kısmını pürüzsüz ve kremsi hale gelene kadar karıştırın, ardından tavuğun üzerine dökün. 1½ dakika boyunca, üstü açık olarak yeniden ısıtın. Kireç kabuğunu atın. Dilerseniz su teresi ile süsleyerek servis yapın.

Portakallı Brendi Soslu Tavuk

4 kişilik

Kireçli Beyaz Rum Soslu Tavuk için olduğu gibi hazırlayın, ancak rom yerine brendi ve kireç yerine portakal kabuğu kullanın. Portakal suyu yerine 60 ml/4 yemek kaşığı zencefilli gazoz kullanın.

Bebek Makarna ile Barbekü Soslu Bagetler

4 kişilik

900 gr/2 lb tavuk budu
2 soğan, doğranmış
2 kereviz sapı, doğranmış
30 ml/2 yemek kaşığı tam tahıllı hardal
2.5 ml/½ çay kaşığı kırmızı biber
5 ml/1 çay kaşığı Worcestershire sosu
400 g/14 oz/1 büyük kutu doğranmış domates, domates suyunda
125 gr/4 oz/1 su bardağı herhangi bir küçük makarna
7,5 ml/1½ çay kaşığı tuz

Bagetleri, bir çarkın parmaklıkları gibi, 25 cm/10 çapında derin bir tabağa, kemikli uçları merkeze gelecek şekilde yerleştirin. Üzerini streç filmle (plastik sargı) örtün ve buharın çıkması için iki kez kesin. Tabağı üç kez çevirerek 8 dakika boyunca Dolu pişirin. Bu arada sebzeleri bir kaseye koyun ve kalan malzemeleri karıştırın. Tavuğu mikrodalgadan çıkarın, ortaya çıkarın ve tavuk pişirme sularını sebze karışımına dökün. İyice karıştırın. Bagetlerin üzerine kaşıkla. Daha önce olduğu gibi örtün ve tabağı üç kez çevirerek 15 dakika boyunca Tam olarak pişirin. Servis yapmadan önce 5 dakika bekletin.

Meksika Köstebek Soslu Tavuk

4 kişilik

4 kemikli tavuk göğsü, her biri 175 gr/6 oz, derisi soyulmuş
30 ml/2 yemek kaşığı mısır yağı
1 büyük soğan, ince doğranmış
1 yeşil (dolmalık) biber, çekirdekleri çıkarılmış ve doğranmış
1 diş sarımsak, ezilmiş
30 ml/2 yemek kaşığı sade (çok amaçlı) un
3 bütün karanfil
1 defne yaprağı
2.5 ml/½ çay kaşığı öğütülmüş tarçın
5 ml/1 çay kaşığı tuz
150 ml/¼ pt/2/3 su bardağı domates suyu
50 gr/2 oz/½ fincan sade (yarı tatlı) çikolata, parçalara ayrılmış
175 g/6 oz/¾ fincan uzun taneli pirinç, haşlanmış
15 ml/1 yemek kaşığı sarımsaklı tereyağı

Tavuğu 20 cm/8 çapında derin bir tabağın kenarına yerleştirin. Üzerini streç filmle (plastik sargı) örtün ve buharın çıkması için iki kez kesin. Tam 6 dakika pişirin. Sosu hazırlarken beklemeye bırakın. Ayrı bir kapta, üzerini açmadan yağı 1 dakika boyunca Dolu kızdırın. Soğanı, yeşil biberi ve sarımsağı katıp karıştırın. Kapağı açmadan, Dolu ayarda iki kez karıştırarak 3 dakika pişirin. Unu, ardından karanfil, defne yaprağı, tarçın, tuz ve domates suyunu karıştırın. Her dakika karıştırarak 4 dakika boyunca kapaksız pişirin. Mikrodalgadan çıkarın.

Çikolatayı ekleyip iyice karıştırın. 30 saniye boyunca Dolu modunda üstü açık olarak pişirin. Tavuğu ortaya çıkarın ve acı sos ile kaplayın. Daha önce olduğu gibi örtün ve 8 dakika boyunca Tam olarak pişirin. 5 dakika beklemeye bırakın. Sarımsak tereyağı ile çatallanmış pirinçle servis yapın.

Bebek Makarnalı Barbekü Soslu Tavuk Kanatları

4 kişilik

Barbekü Soslu Bebek Makarnalı Bagetler için olduğu gibi hazırlayın, ancak bagetlerin yerine tavuk kanatlarını koyun.

tavuk jambalaya

3-4 kişilik

Louisiana'dan Hotfoot, paella'nın akrabası olan çarpıcı bir pirinç ve tavuk yemeğidir.

2 kemikli tavuk göğsü
50 gr/2 oz/¼ fincan tereyağı veya margarin
2 büyük soğan, doğranmış
1 kırmızı (dolmalık) biber, çekirdekleri çıkarılmış ve doğranmış
4 kereviz sapı, doğranmış
2 diş sarımsak, ezilmiş
225 g/8 oz/1 su bardağı kolay pişirilebilen uzun taneli pirinç
400 g/14 oz/1 büyük kutu doğranmış domates, domates suyunda
10-15 ml/2–3 çay kaşığı tuz

Tavuğu, 25 cm/10 çapında derin bir tabağın kenarına yerleştirin. Üzerini streç filmle (plastik sargı) örtün ve buharın çıkması için iki kez kesin. Tam 7 dakika pişirin. 2 dakika beklemeye bırakın. Tavuğu bir tahtaya aktarın ve küpler halinde kesin. Tavuk pişirme sularını bir sürahiye dökün ve saklayın. Bulaşıkları yıkayıp kurulayın, tereyağını ekleyin ve üzerini açmadan 1½ dakika boyunca Doluda eritin. Ayrılmış sıvıyı, tavuğu, hazır sebzeleri, sarımsakları, pirinci ve domatesleri karıştırın. Tuzla tatmak için baharatlayın. Daha önce olduğu gibi örtün ve pirinç taneleri kuruyuncaya ve tüm nemi emene kadar 20-25 dakika Tam olarak pişirin. 5 dakika bekletin, çatalla kabartın ve hemen servis yapın.

Türkiye Jambalaya

3-4 kişilik

Chicken Jambalaya için olduğu gibi hazırlayın, ancak hindi göğsünü tavukla değiştirin.

Kestaneli Tavuk

4 kişilik

25 gr/1 oz/2 yemek kaşığı tereyağı veya margarin
2 büyük soğan, soyulmuş ve rendelenmiş
430 g/15 oz/1 büyük kutu şekersiz kestane püresi
2.5 ml/½ çay kaşığı tuz
4 derili ve kemikli tavuk göğsü, her biri 175 gr/6 oz
3 domates, beyazlatılmış, derisi soyulmuş ve dilimlenmiş
30 ml/2 yemek kaşığı kıyılmış maydanoz
Servis için kırmızı lahana ve haşlanmış patates

Tereyağı veya margarini 20 cm/8 çapında derin bir tabağa koyun. 1½ dakika boyunca Defrost'ta açıkta eritin. Soğanları karıştırın. 4 dakika boyunca, ağzı açık şekilde, Dolu'da pişirin. Kaşıkla kestane püresini ve tuzu ilave edin ve soğanlarla iyice karıştırın. Tabağın tabanına eşit bir tabaka halinde yayın ve tavuk göğüslerini tabağın kenarına yerleştirin. Üzerine domates dilimleri koyun ve maydanoz serpin. Üzerini streç filmle (plastik sargı) örtün ve buharın çıkması için iki kez kesin. Tabağı üç kez çevirerek 15 dakika boyunca Dolu pişirin. 4 dakika beklemeye bırakın. Kırmızı lahana ve patates ile servis yapın.

tavuk bamya

Servis 6

Çorba ve güveç arasında bir geçiş olan Gumbo, Güney konforudur ve Louisiana'nın en iyi ihracatlarından biridir. Temeli bamya (bayan parmakları) ve sebze, baharat, et suyu ve tavuk ilavesiyle kahverengi bir roux'tur.

50 gr/2 oz/¼ fincan tereyağı

50 gr/2 oz/½ fincan sade (çok amaçlı) un

900 ml/1½ puan/3¾ su bardağı sıcak tavuk suyu

350 g/12 oz bamya (bayan parmak), tepeli ve kuyruklu

2 büyük soğan, ince doğranmış

2 diş sarımsak, ezilmiş

2 büyük kereviz sapı, ince dilimlenmiş

1 yeşil (dolmalık) biber, çekirdekleri çıkarılmış ve doğranmış

15-20 ml/3–4 çay kaşığı tuz

10 ml/2 çay kaşığı öğütülmüş kişniş (kişniş)

5 ml/1 çay kaşığı zerdeçal

5-10 ml/1-2 çay kaşığı yenibahar

30 ml/2 yemek kaşığı limon suyu

2 defne yaprağı

5-10 ml/1-2 çay kaşığı acı biber sosu

450 gr/1 lb/4 su bardağı pişmiş tavuk, doğranmış

175 g/6 oz/¾ su bardağı uzun taneli pirinç, haşlanmış

Tereyağını 2,5 litre/4½ pt/11 fincan güveç kabına (Hollanda fırını) koyun. 2 dakika boyunca Tam açık olarak ısıtın. Unu karıştırın. Açık kahverengi bir roux, iyi pişmiş bir bisküvi (kurabiye) rengi olana kadar, 7 dakika boyunca, her dakika karıştırarak, kapaksız olarak pişirin. Sıcak stokta yavaş yavaş karıştırın. Her bamyayı sekiz parçaya bölün ve tavuk ve pirinç hariç kalan tüm malzemelerle birlikte güveye ekleyin. Üzerini streç filmle (plastik sargı) örtün ve buharın çıkması için iki kez kesin. 15 dakika boyunca Tam olarak pişirin. Tavuğu karıştırın. Daha önce olduğu gibi örtün ve 15 dakika boyunca Tam olarak pişirin. 5 dakika beklemeye bırakın. Karıştırın ve çorba kaselerine koyun. Her birine bir tutam pirinç ekleyin.

Türkiye Bamya

Servis 6

Chicken Gumbo için olduğu gibi hazırlayın, ancak tavuk için pişmiş hindiyi değiştirin.

Kahverengi Portakal Baste ile Tavuk Göğsü

4 kişilik

60 ml/4 yemek kaşığı portakal reçeli (konserve) veya ince kıyılmış marmelat
15 ml/1 yemek kaşığı malt sirkesi
15 ml/1 yemek kaşığı soya sosu
1 diş sarımsak, ezilmiş
2.5 ml/½ çay kaşığı öğütülmüş zencefil
7.5 ml/1½ çay kaşığı mısır unu (mısır nişastası)
4 kemikli tavuk göğsü, her biri 200 g/7 oz, derisi soyulmuş
Çin eriştesi, haşlanmış

Tavuk ve erişte hariç tüm malzemeleri küçük bir tabakta birleştirin. Üstü açıkken 50 saniye boyunca Tam olarak ısıtın. Tavuk göğüslerini 20 cm/8 çapında derin bir tabağın kenarına yerleştirin. Hamurun yarısını kaşıkla. Bir tabakla örtün ve tabağı iki kez çevirerek 8 dakika boyunca Tam pişirin. Göğüsleri ters çevirin ve kalan hamurla fırçalayın. Daha önce olduğu gibi örtün ve 8 dakika daha Tam olarak pişirin. 4 dakika bekletin, ardından Çin eriştesi ile servis yapın.

Kremalı Biber Soslu Tavuk

Servis 6

25 gr/1 oz/2 yemek kaşığı tereyağı veya margarin

1 küçük soğan, ince doğranmış

4 kemikli tavuk göğsü

15 ml/1 yemek kaşığı mısır unu (mısır nişastası)

30 ml/2 yemek kaşığı soğuk su

15 ml/1 yemek kaşığı domates püresi (salça)

20–30 ml/4–6 çay kaşığı şişelenmiş veya konserve Madagaskar yeşil biberi

150 ml/¼ pt/2/3 su bardağı ekşi (süt ekşisi) krema

5 ml/1 çay kaşığı tuz

275 g/10 oz/1¼ fincan uzun taneli pirinç, haşlanmış

Tereyağı veya margarini 20 cm/8 çapında derin bir tabağa koyun. 45-60 saniye boyunca Tam modda, üstü açık olarak eritin. Soğanı ekleyin. 2 dakika boyunca Dolu, üstü açık olarak pişirin. Tavuk göğüslerini tane boyunca 2,5 cm/1 geniş şeritler halinde kesin. Tereyağı ve soğanla iyice karıştırın. Üzerini streç filmle (plastik sargı) örtün ve buharın çıkması için iki kez kesin. Tabağı üç kez çevirerek 6 dakika boyunca Dolu pişirin. Bu arada mısır ununu soğuk su ile iyice karıştırın. Pirinç hariç kalan tüm malzemeleri karıştırın. Tavuk ve soğanla birleştirin, karışımı tabağın kenarlarına doğru hareket ettirin ve ortada küçük bir oyuk bırakın. Daha önce olduğu gibi örtün ve tabağı dört kez çevirerek 8 dakika boyunca Tam olarak pişirin. 4 dakika beklemeye bırakın. Pirinçle servis yapmadan önce karıştırın.

Kremalı Biber Soslu Hindi

Servis 6

Kremalı Biber Soslu Tavuk için olduğu gibi hazırlayın, ancak tavuk yerine hindi göğsü koyun.

ormanlık tavuk

4 kişilik

4 derili tavuk göğsü, her biri 225 g/8 oz
30 ml/2 yemek kaşığı mısır veya ayçiçek yağı
175 g/6 oz çizgili pastırma dilimleri (dilimler), doğranmış
1 soğan, doğranmış
175 g/6 oz düğme mantar, dilimlenmiş
300 ml/½ pt/1¼ su bardağı elenmiş domates (passata)
15 ml/1 yemek kaşığı kahverengi sirke
15 ml/1 yemek kaşığı limon suyu
30 ml/2 yemek kaşığı hafif yumuşak esmer şeker
5 ml/1 çay kaşığı hazır hardal
30 ml/2 yemek kaşığı Worcestershire sosu
Kıyılmış kişniş (kişniş) yaprakları, süslemek için

Tavuğu 25 cm/10 çapında bir güveç kabının (Hollanda fırını) kenarına yerleştirin. Üzerini streç filmle (plastik sargı) örtün ve buharın çıkması için iki kez kesin. Yağı ayrı bir tabağa dökün ve kapağı açık olarak 1 dakika boyunca Dolu'da ısıtın. Pastırma, soğan ve mantarları ekleyin. 5 dakika boyunca, üstü açık şekilde Tam ayarda pişirin. Kalan tüm malzemeleri karıştırın. Tencereyi iki kez çevirerek, kapalı tavuğu 9 dakika boyunca Dolu'da pişirin. Ortaya çıkarın ve sebze karışımıyla kaplayın. Daha önce olduğu gibi örtün ve tabağı üç kez çevirerek 10 dakika boyunca Tam olarak pişirin. 5 dakika beklemeye bırakın. Servis yapmadan önce kişniş serpin.

Elma ve Kuru Üzümlü Tavuk

4 kişilik

25 gr/1 oz/2 yemek kaşığı tereyağı veya margarin

900 g/2 lb tavuk eklemi

2 soğan, doğranmış

3 Cox elması, soyulmuş ve doğranmış

30 ml/2 yemek kaşığı kuru üzüm

1 diş sarımsak, doğranmış

30 ml/2 yemek kaşığı sade (çok amaçlı) un

250 ml/8 fl oz/1 su bardağı shandy

2 adet et suyu küpü

2.5 ml/½ çay kaşığı kuru kekik

Tuz ve taze çekilmiş karabiber

30 ml/2 yemek kaşığı kıyılmış maydanoz

25 cm/10 çapında bir güveç kabına (Hollanda fırını) tereyağı veya margarini koyun. Açıkta eritin, 1–1½ dakika boyunca Defrost'ta. Tavuk ekleyin. Üzerini streç filmle (plastik sargı) örtün ve buharın çıkması için iki kez kesin. Tam 8 dakika pişirin. Tavuğu açın ve çevirin. Daha önce olduğu gibi örtün ve 7 dakika daha Tam olarak pişirin. Üzerini açıp soğan, elma, kuru üzüm ve sarımsak serpin. Unu biraz şanti ile pürüzsüz bir şekilde karıştırın, ardından kalan şanti ile karıştırın. Sos küplerini ufalayın, kekik ekleyin ve tadına bakın.

Tavukların üzerine dökün. Daha önce olduğu gibi örtün ve sıvı kabarcıklanıp hafifçe kalınlaşana kadar 8 dakika boyunca Tam olarak pişirin. 5 dakika beklemeye bırakın. Üstünü açıp maydanoz serpin.

Armut ve Kuru Üzümlü Tavuk

4 kişilik

Elmalı ve Kuru Üzümlü Tavuk için olduğu gibi hazırlayın, ancak elma yerine armut ve shandy için elma şarabı kullanın.

Greyfurtlu Tavuk

4 kişilik

2 kereviz sapı
30 ml/2 yemek kaşığı tereyağı veya margarin
1 büyük soğan, ince rendelenmiş
4 büyük tavuk eklemi, toplamda 1 kg/2¼ lb, derili
Sade (çok amaçlı) un
1 büyük pembe greyfurt
150 ml/¼ pt/2/3 fincan beyaz veya roze şarap
30 ml/2 yemek kaşığı domates püresi (salça)
1.5 ml/¼ çay kaşığı kurutulmuş biberiye
5 ml/1 çay kaşığı tuz

Kerevizi dar şeritler halinde kesin. 25 cm/10 çapında derin bir kaba tereyağı veya margarini koyun. Tam olarak 30 saniye boyunca açıkta eritin. Soğan ve kerevizi karıştırın. 6 dakika boyunca, üstü açık şekilde, Tam ayarda pişirin. Tavuğu hafifçe unla tozlayın, ardından tabağın kenarını çevirin. Üzerini streç filmle (plastik sargı) örtün ve buharın çıkması için iki kez kesin. Tabağı üç kez çevirerek 10 dakika boyunca Dolu pişirin. Bu sırada greyfurtu soyun ve zarlarının arasından keserek parçalara ayırın. Tavuğu ortaya çıkarın ve greyfurt parçalarını dağıtın. Şarabı domates püresi, biberiye ve tuzla çırpın ve tavuğun üzerine dökün. Daha önce olduğu gibi örtün ve 10 dakika boyunca Tam olarak pişirin. Servis yapmadan önce 5 dakika bekletin.

Macar Tavuğu ve Karışık Sebzeler

4 kişilik

25 gr/1 oz/2 yemek kaşığı tereyağı veya domuz yağı
2 büyük soğan, doğranmış
1 küçük yeşil (dolmalık) biber
3 küçük kabak (kabak), ince dilimlenmiş
450 g/1 lb kemikli tavuk göğsü, küp doğranmış
15 ml/1 yemek kaşığı kırmızı biber
45 ml/3 yemek kaşığı domates püresi (salça)
150 ml/¼ pt/2/3 su bardağı ekşi (süt ekşisi) krema
5–7,5 ml/1–1½ çay kaşığı tuz

25 cm/10 çapında bir güveç kabına (Hollanda fırını) tereyağı veya domuz yağı koyun. 1–1½ dakika boyunca Defrost'ta üstü açık olarak ısıtın. Soğanları karıştırın. Açılmamış halde 3 dakika boyunca Dolu'da pişirin. Yeşil biber, kabak, tavuk, kırmızı biber ve domates püresini karıştırın. Üzerini streç filmle (plastik sargı) örtün ve buharın çıkması için iki kez kesin. Tabağı üç kez çevirerek 5 dakika boyunca Dolu pişirin. Ortaya çıkarmak. Yavaş yavaş ekşi krema ve tuzda çalışın. Daha önce olduğu gibi örtün ve 8 dakika boyunca Tam olarak pişirin. 5 dakika bekletin, sonra karıştırın ve servis yapın.

Tavuk Bourguignonne

Servis 6

Daha geleneksel olarak sığır eti ile yapılan ancak tavukla daha hafif olan bir gurme ana yemek.

25 gr/1 oz/2 yemek kaşığı tereyağı veya margarin

2 soğan, doğranmış

1 diş sarımsak, ezilmiş

750 gr/1½ lb tavuk göğsü, küp doğranmış

30 ml/2 yemek kaşığı mısır unu (mısır nişastası)

5 ml/1 çay kaşığı kontinental hardal

2.5 ml/½ çay kaşığı kuru karışık otlar

300 ml/½ pt/1¼ bardak bordo şarap

225 g/8 oz mantar, ince dilimlenmiş

5–7,5 ml/1–1½ çay kaşığı tuz

45 ml/3 yemek kaşığı kıyılmış maydanoz

25 cm/10 çapında bir güveç kabına (Hollanda fırını) tereyağı veya margarini koyun. 1½ dakika boyunca Defrost'ta açıkta eritin. Soğanları ve sarımsağı karıştırın. Bir tabakla örtün ve 3 dakika boyunca Full pişirin. Açılıp tavukla karıştırılır. Üzerini streç filmle (plastik sargı) örtün ve buharın çıkması için iki kez kesin. Tam 8 dakika pişirin. Mısır unu ve hardalı bordonun bir kısmı ile yumuşak bir şekilde karıştırın, ardından kalanını karıştırın. Tavukların üzerine dökün. Mantarları ve tuzu serpin. Daha önce olduğu gibi örtün ve Sos koyulaşıp köpürmeye başlayana kadar, tabağı dört kez çevirerek 8-9 dakika Tam olarak pişirin. 5 dakika bekletin, sonra karıştırın ve servis yapmadan önce maydanoz serpin.

Tavuk Yahnisi

Servis 6

Her zaman tereyağlı beyaz pirinç ve ızgara (kızarmış) domuz pastırması ruloları ile yenen yirmili ve otuzlu yılların özel tavuk ana yemeğinin yeniden canlandırılması. Büyük bir mikrodalgaya ihtiyacı var.

1,5 kg/3 lb tavuk eklemi, derili
1 soğan, 8 kamaya kesilmiş
2 büyük kereviz sapı, kalın dilimlenmiş
1 küçük havuç, ince dilimlenmiş
2 kalın dilim limon
1 küçük defne yaprağı
2 bütün karanfil
Maydonoz dalı
10 ml/2 çay kaşığı tuz
300 ml/½ pt/1¼ su bardağı sıcak su
150 ml/¼ pt/2/3 su bardağı tek (hafif) krema
40 gr/1½ oz/3 yemek kaşığı tereyağı veya margarin
40 gr/1½ oz/1½ yemek kaşığı sade (çok amaçlı) un
1 küçük limonun suyu
Tuz ve taze çekilmiş karabiber

Tavuğu 30 cm/12 çapında bir güveç kabına (Hollanda fırını) yerleştirin. Soğan, kereviz ve havucu limon dilimleri, defne yaprağı, karanfil ve 1 dal maydanozla birlikte tabağa ekleyin. Tuz serpin ve suyu ekleyin. Üzerini streç filmle (plastik sargı) örtün ve buharın çıkması için iki kez kesin. Tabağı üç kez çevirerek 24 dakika boyunca Tam olarak pişirin. Tavuğu kaldırın. Eti kemiklerinden ayırın ve lokmalık parçalar halinde kesin. Sıvıyı tabaktan süzün ve 300 ml/½ pt/1¼ bardak ayırın. Kremayı karıştırın. Tereyağını geniş bir sığ tabağa koyun. 1½ dakika boyunca Tam olarak açıkta eritin. Unu karıştırın, ardından ılık stok ve krema karışımını yavaş yavaş karıştırın. Kapaksız, Tam ayarda 5-6 dakika, koyulaşıp köpürene kadar her dakika çırparak pişirin. Limon suyunu ekleyin, tavuğu karıştırın ve tatmak için baharatlayın. Daha önce olduğu gibi örtün ve tabağı iki kez çevirerek 5 dakika boyunca tekrar Tam olarak ısıtın. Maydanoz dallarıyla süsleyip servis yapmadan önce 4 dakika bekletin.

Şaraplı Tavuk Fricassée

Servis 6

Chicken Fricassée için olduğu gibi hazırlayın, ancak yalnızca 150 ml/¼ pt/2/3 fincan ayrılmış stok kullanın ve 150 ml/¼ pt/2/3 fincan kuru beyaz şarap ekleyin.

Tavuk Yüce

Servis 6

Chicken Fricassée için hazırlanın. En son 5 dakika tekrar ısıttıktan ve beklettikten sonra, ilave 15 ml/1 yemek kaşığı krema ile karıştırılmış 2 yumurta sarısını çırpın. Karışımdan gelen ısı sarıları pişirecektir.

Coq ve Vin

Servis 6

50 gr/2 oz/¼ fincan tereyağı veya margarin

1,5 kg/3 lb tavuk eklemi, derili

1 büyük soğan, ince doğranmış

1 diş sarımsak, ezilmiş

30 ml/2 yemek kaşığı sade (çok amaçlı) un

300 ml/½ pt/1¼ bardak sek kırmızı şarap

1 adet et suyu küpü

5 ml/1 çay kaşığı tuz

12 arpacık veya salamura soğan

60 ml/4 yemek kaşığı kıyılmış maydanoz

1.5 ml/¼ çay kaşığı kuru kekik

Servis için haşlanmış patates ve Brüksel lahanası

Tereyağı veya margarini 30 cm/12 çapındaki bir güveç kabına (Hollanda fırını) koyun. 1 dakika boyunca Tam açık olarak ısıtın. Tavuk parçalarını ekleyin ve bir kez çevirin, böylece tüm parçalar tereyağı ile kaplanır, ancak tek bir tabaka halinde kalır. Üzerini streç filmle (plastik sargı) örtün ve buharın çıkması için iki kez kesin. Tabağı üç kez çevirerek 15 dakika boyunca Dolu pişirin. Tavuğu ortaya çıkarın ve soğan ve sarımsak ile serpin. Unu yavaş yavaş şarapla karıştırın, gerekirse topakları çıkarmak için çırpın. Stok küpünde parçalayın ve tuzu ekleyin. Şarap karışımını tavuğun üzerine dökün. Arpacık veya soğan ile çevreleyin ve maydanoz ve kekik serpin. Daha önce olduğu gibi örtün ve yemeği üç kez çevirerek 20 dakika boyunca Tam olarak pişirin. 6 dakika beklemeye bırakın. Haşlanmış patates ve Brüksel lahanası ile yiyin.

Mantarlı Coq au Vin

Servis 6

Coq au Vin'e göre hazırlayın, ancak arpacık soğanı veya salamura soğan yerine 125 g/4 oz mantar koyun.

Coq ve Kola

Servis 6

Coq au Vin'e göre hazırlayın, ancak yemeği çocuklar için daha uygun hale getirmek için şarabın yerine kola koyun.

Delikli Kaplamalı Bagetler

4 kişilik

15 ml/1 yemek kaşığı İngiliz hardalı tozu
10 ml/2 çay kaşığı sıcak köri tozu
10 ml/2 çay kaşığı kırmızı biber
1,5 ml/¼ çay kaşığı acı kırmızı biber
2.5 ml/½ çay kaşığı tuz
1 kg/2¼ lb tavuk budu (yaklaşık 12)
45 ml/3 yemek kaşığı sarımsaklı tereyağı

Hardal, köri tozu, kırmızı biber, arnavut biberi ve tuzu karıştırın. Bagetlerin her tarafını kaplamak için kullanın. Bir tekerleğin parmaklıkları gibi 25 cm/10 çapında derin bir tabağa, kemikli uçları merkeze gelecek şekilde yerleştirin. Tereyağını kapaksız olarak 1 dakika boyunca Full'de eritin. Bagetleri eritilmiş tereyağı ile kaplayın. Üzerini streç filmle (plastik sargı) örtün ve buharın çıkması için iki kez kesin. Tabağı iki kez çevirerek 16 dakika boyunca Dolu pişirin.

tavuk cacciatore

Servis 6

"Avcı tavuğu" anlamına gelen bir İtalyan yemeği.

1,5 kg/3 lb tavuk parçaları

15 ml/1 yemek kaşığı zeytinyağı

1 büyük soğan, ince doğranmış

1 diş sarımsak, ezilmiş

30 ml/2 yemek kaşığı sade (çok amaçlı) un

5 domates, beyazlatılmış, kabuğu soyulmuş ve doğranmış

150 ml/¼ pt/2/3 su bardağı sıcak stok

45 ml/3 yemek kaşığı domates püresi (salça)

15 ml/1 yemek kaşığı kahverengi sofra sosu

125 gr/4 oz mantar, dilimlenmiş

10 ml/2 çay kaşığı tuz

10 ml/2 çay kaşığı koyu yumuşak kahverengi şeker

45 ml/3 yemek kaşığı marsala veya orta kuru şeri

Servis için kremalı patates ve karışık salata

Tavuğu 30 cm/12 çapında bir güveç kabına (Hollanda fırını) yerleştirin. Üzerini streç filmle (plastik sargı) örtün ve buharın çıkması için iki kez kesin. Tabağı iki kez çevirerek 15 dakika boyunca Dolu pişirin. Bu arada sosu geleneksel olarak yapın. Yağı bir tencereye alıp soğan ve sarımsağı ekleyin. Hafif altın rengi olana kadar hafifçe kızartın (soteleyin). Unu karıştırın, ardından domatesleri, et suyunu, püreyi ve kahverengi sosu ekleyin. Sos kaynayıp koyulaşana kadar karıştırarak pişirin. Kalan tüm malzemeleri karıştırın ve tavuğun üzerine dökün. Daha önce olduğu gibi örtün ve yemeği üç kez çevirerek 20 dakika boyunca Tam olarak pişirin. 5 dakika beklemeye bırakın. Kremalı patates ve karışık salata ile servis yapın.

tavuk avcısı

Servis 6

Chicken Cacciatore için olduğu gibi hazırlayın, ancak marsala veya şeri için kuru beyaz şarap kullanın.

tavuk marengo

Servis 6

Kuzey İtalya'da Verona yakınlarındaki Marengo Savaşı'nda Avusturya yenilgisinden sonra savaş alanlarında Napolyon Bonapart'ın kişisel şefi tarafından 1800'de icat edildi.

Chicken Cacciatore'deki gibi hazırlayın, ancak marsala veya şeri yerine sadece 50 g/2 oz mantar kullanın ve kuru beyaz şarap kullanın. Geri kalan tüm malzemeleri karıştırırken 12-16 küçük çekirdekli (çekirdeksiz) siyah zeytin ve 60 ml/4 yemek kaşığı kıyılmış maydanoz ekleyin.

Susamlı Tavuk

4 kişilik

50 g/2 oz/¼ fincan tereyağı veya margarin, yumuşatılmış
15 ml/1 yemek kaşığı hafif hardal
5 ml/1 çay kaşığı sarımsak püresi (macun)
5 ml/1 tatlı kaşığı domates püresi (salça)
90 ml/6 yemek kaşığı susam, hafif kavrulmuş
4 tavuk porsiyonu, her biri 225 g/8 oz, derisi soyulmuş

Tereyağı veya margarini hardal, sarımsak ve domates püresi ile krema haline getirin. Susam tohumlarını karıştırın. Karışımı tavukların üzerine eşit şekilde yayın. 25 cm/10 çapında derin bir tabağa, ortasında bir boşluk kalacak şekilde yerleştirin. Tabağı dört kez çevirerek 16 dakika boyunca Tam olarak pişirin. Servis yapmadan önce 5 dakika bekletin.

ülke kaptanı

Servis 6

Uzun zaman önce çok seyahat eden bir deniz kaptanı tarafından Kuzey Amerika'nın güney eyaletlerine getirilen bir Doğu Hintli hafif tavuk köri. ABD'de bir tür oryantal standby haline geldi.

50 gr/2 oz/¼ fincan tereyağı veya margarin

2 soğan, doğranmış

1 kereviz sapı, doğranmış

1,5 kg/3 lb tavuk eklemi, derili

15 ml/1 yemek kaşığı sade (çok amaçlı) un

15 ml/1 yemek kaşığı hafif köri tozu

60 ml/4 yemek kaşığı badem, beyazlatılmış, kabuğu soyulmuş, yarıya bölünmüş ve hafifçe kavrulmuş

1 küçük yeşil (dolmalık) biber, çekirdekleri çıkarılmış ve ince doğranmış

45 ml/3 yemek kaşığı kuru üzüm (altın kuru üzüm)

10 ml/2 çay kaşığı tuz

400 g/14 oz/1 büyük kutu doğranmış domates

5 ml/1 tatlı kaşığı şeker

275 g/10 oz/1¼ su bardağı uzun taneli pirinç, haşlanmış

Tereyağı veya margarini 30 cm/12 çapındaki bir güveç kabına (Hollanda fırını) koyun. 1½ dakika boyunca Tam açık olarak ısıtın. Soğanları ve kerevizi ekleyip iyice karıştırın. Kapağı açmadan, Dolu ayarda iki kez karıştırarak 3 dakika pişirin. Tavuk eklemlerini ekleyin ve iyice kaplanana kadar tereyağı ve sebze karışımına atın. Un, köri tozu, badem, karabiber ve çekirdeksiz kuru üzüm serpin. Üzerini streç filmle (plastik sargı) örtün ve buharın çıkması için iki kez kesin. Tam 8 dakika pişirin. Tuzu domates ve şekerle birleştirin. Tavuğu açın ve üzerine domatesleri kaşıklayın. Daha önce olduğu gibi örtün ve tabağı iki kez çevirerek 21 dakika boyunca Tam olarak pişirin. Pirinçle servis yapmadan önce 5 dakika bekletin.

Domates ve Kapari Soslu Tavuk

Servis 6

6 tavuk eklemi, her biri 225 g/8 oz, derisi alınmış
Sade (çok amaçlı) un
50 gr/2 oz/¼ fincan tereyağı veya margarin
3 dilim domuz pastırması, doğranmış
2 büyük soğan, doğranmış
2 diş sarımsak, ezilmiş
15 ml/1 yemek kaşığı kapari, doğranmış
400 g/14 oz/1 büyük kutu doğranmış domates
15 ml/1 yemek kaşığı koyu yumuşak esmer şeker
5 ml/1 çay kaşığı kuru karışık otlar
15 ml/1 yemek kaşığı domates püresi (salça)
15 ml/1 yemek kaşığı doğranmış fesleğen yaprağı
15 ml/1 yemek kaşığı kıyılmış maydanoz

Tavuk eklemlerini unla tozlayın. Tereyağı veya margarini 30 cm/12 çapındaki bir güveç kabına (Hollanda fırını) koyun. 2 dakika boyunca Tam açık olarak ısıtın. Pastırma, soğan, karanfil ve kapariyi karıştırın. Kapaksız, Dolu ayarda iki kez karıştırarak 4 dakika pişirin. Tavuğu ekleyin ve tereyağı veya margarin karışımı ile iyice kaplanana kadar fırlatın. Üzerini streç filmle (plastik sargı) örtün ve buharın çıkması için iki kez kesin. Tabağı üç kez çevirerek 12 dakika boyunca Tam olarak pişirin. Kapağı açın ve kalan malzemeleri ekleyin, iyice karıştırın. Daha önce olduğu gibi örtün ve Tam olarak 18 dakika pişirin. Servis yapmadan önce 6 dakika bekletin.

tavuk kırmızı biber

4 kişilik

Belirgin kırmızı biber, bu tavuk fantazisi, Macaristan'ın en ünlü yemeklerinden biri olan gulasın veya gulaşın akrabasıdır.

1,5 kg/3 lb tavuk parçaları

1 büyük soğan, doğranmış

1 yeşil (dolmalık) biber, çekirdekleri çıkarılmış ve doğranmış

1 diş sarımsak, ezilmiş

30 ml/2 yemek kaşığı mısır yağı veya eritilmiş domuz yağı

45 ml/3 yemek kaşığı sade (çok amaçlı) un

15 ml/1 yemek kaşığı kırmızı biber

300 ml/½ pt/1¼ su bardağı sıcak tavuk suyu

30 ml/2 yemek kaşığı domates püresi (salça)

5 ml/1 tatlı kaşığı koyu yumuşak esmer şeker

2.5 ml/½ çay kaşığı kimyon tohumu

5 ml/1 çay kaşığı tuz

150 ml/5 oz/2/3 su bardağı krema fraîche

Küçük makarna şekilleri, haşlanmış

Tavuk parçalarını 30 cm/12 çapında bir güveç kabına (Hollanda fırını) yerleştirin. Üzerini streç filmle (plastik sargı) örtün ve buharın çıkması için iki kez kesin. Tabağı iki kez çevirerek 15 dakika boyunca Dolu pişirin. Bu arada sosu geleneksel olarak yapın. Soğanı, biberi, sarımsağı ve yağı bir tencereye (tavada) koyun ve sebzeler yumuşayana kadar kızarana kadar hafifçe kızartın (soteleyin). Un ve kırmızı biberi karıştırın, ardından yavaş yavaş stokta karıştırın. Kaynatın, karıştırın. Crème fraîche ve makarna hariç kalan malzemeleri karıştırın. Tavuğu ortaya çıkarın ve tabakta bulunan bazı meyve sularında çalışarak sosla kaplayın. Kaşıklarca krema fraîche ile doldurun. Daha önce olduğu gibi örtün ve yemeği üç kez çevirerek 20 dakika boyunca Tam olarak pişirin. Küçük makarna ile servis yapın.

Doğu Tavuğunun Tonları

6-8 kişilik

Hint ve Endonezya etkileri ve tatları, bu olağanüstü büyük tavuk tarifinde birleşiyor.

15 ml/1 yemek kaşığı yerfıstığı (fıstık) yağı
3 orta boy soğan, doğranmış
2 diş sarımsak, ezilmiş
900 g/2 lb kemikli tavuk göğsü, derisi soyulmuş ve dar şeritler halinde kesilmiş
15 ml/1 yemek kaşığı mısır unu (mısır nişastası)
60 ml/4 yemek kaşığı gevrek fıstık ezmesi
150 ml/¼ pt/2/3 su bardağı su
7,5 ml/1½ çay kaşığı tuz
10 ml/2 çay kaşığı hafif köri ezmesi
2.5 ml/½ çay kaşığı kişniş (kişniş)
2.5 ml/½ çay kaşığı öğütülmüş zencefil
5 kakule kabuğundan elde edilen tohumlar
60 ml/4 yemek kaşığı tuzlu fıstık, iri kıyılmış
2 domates, dilimler halinde kesilmiş

Yağı 25 cm/10 inç çapında bir güveç kabında (Hollanda fırını) ağzı açık halde 1 dakika boyunca Tam olarak ısıtın. Soğanları ve sarımsağı ekleyin ve kapağı açmadan 3 dakika boyunca iki kez karıştırarak pişirin. Tavuğu karıştırıp pişirin, kapağı açık, 3 dakika boyunca her dakika çatalla karıştırarak ayırın. Mısır ununu serpin. Fıstık ve domates hariç kalan tüm malzemelerde çalışın. Üzerini streç filmle (plastik sargı) örtün ve buharın çıkması için iki kez kesin. Tabağı dört kez çevirerek 19 dakika boyunca Dolu pişirin. 5 dakika beklemeye bırakın. Servis yapmadan önce karıştırıp fıstık ve domates dilimleri ile süsleyin.

Nasi Gören

Servis 6

Hollanda-Endonezya spesiyalitesi.
175 g/6 oz/¾ fincan kolay pişirilebilen uzun taneli pirinç
50 gr/2 oz/¼ fincan tereyağı veya margarin
2 soğan, doğranmış
2 pırasa, sadece beyaz kısmı, çok ince dilimlenmiş
1 yeşil biber, çekirdekleri çıkarılmış ve doğranmış (isteğe bağlı)
350 gr/12 oz/3 su bardağı soğuk pişmiş tavuk, iri kıyılmış
30 ml/2 yemek kaşığı soya sosu
1 Klasik Omlet, şeritler halinde kesilmiş
1 büyük domates, dilimler halinde kesilmiş

Pirinci paketin üzerinde yazdığı şekilde pişirin. soğumaya bırakın. 25 cm/10 çapında bir güveç kabına (Hollanda fırını) tereyağı veya margarini koyun. 1 dakika boyunca Tam açık olarak ısıtın. Kullanıyorsanız soğanları, pırasaları ve biberleri karıştırın. 4 dakika boyunca, ağzı açık şekilde, Dolu'da pişirin. Pirinç, tavuk ve soya sosunu karıştırın. Üzerini bir tabakla örtün ve 6-7 dakika boyunca, üç kez karıştırarak, borular ısınana kadar, Tam olarak pişirin. Omlet şeritleri ve domates dilimlerinden oluşan çapraz bir desenle süsleyin.

Hindi kızartma

SERVİS 6

1 hindi, gerektiği kadar (350 g/12 oz) pişmemiş ağırlık kişi başı)
teyel

Kanat uçlarını ve bacakların uçlarını folyo ile kapatın. Hindiyi göğsü aşağı bakacak şekilde, kuşu rahatça tutacak kadar büyük bir tabağa koyun. Gövde çemberin üstüne çıkarsa endişelenmeyin. Streç filmle (plastik sargı) örtün ve 4 kez delin. Her 450 g/1 libre için 4 dakika Tam olarak pişirin. Fırından çıkarın ve göğsü şimdi en üste gelecek şekilde dikkatlice çevirin. Kuş düz ise yağ bazlı ve hindi kendi kendini teyelliyorsa yağsız bir fırça kullanarak, bir teyel ile kalın bir şekilde fırçalayın. Daha önce olduğu gibi kapatın ve 450 g/1 lb başına 4 dakika daha Tam olarak pişirin. Oyma kabına aktarın ve folyo ile kapatın. 15 dakika bekletin, sonra kesin.

İspanyol Türkiye

4 kişilik

30 ml/2 yemek kaşığı zeytinyağı
4 adet kemikli hindi göğsü, her biri 175 gr/6 oz
1 soğan, doğranmış
12 adet doldurulmuş zeytin, doğranmış
2 haşlanmış (sert pişmiş) yumurta (sayfa 98-9), kabuklu ve doğranmış
30 ml/2 yemek kaşığı doğranmış kornişon (kornişon)
2 domates, ince dilimlenmiş

Yağı, 20 cm/8 inç çapında derin bir tabakta, ağzı açık şekilde, 1 dakika boyunca Dolu'da ısıtın. Hindiyi ekleyin ve her iki tarafı da iyice kaplamak için yağda iyice atın. Soğan, zeytin, yumurta ve kornişonları birleştirin ve hindinin üzerine eşit şekilde kaşıklayın. Domates dilimleri ile süsleyin. Üzerini streç filmle (plastik sargı) örtün ve buharın çıkması için iki kez kesin. Çanağı beş kez çevirerek 15 dakika boyunca Tam olarak pişirin. Servis yapmadan önce 5 dakika bekletin.

Türkiye Tacoları

4 kişilik

Tacolar için:

450 g/1 lb/4 su bardağı kıyılmış hindi

1 küçük soğan, doğranmış

2 diş sarımsak, ezilmiş

5 ml/1 çay kaşığı kimyon tohumu, istenirse öğütülmüş

2.5–5 ml/½–1 çay kaşığı pul biber

30 ml/2 yemek kaşığı kıyılmış kişniş (kişniş) yaprağı

5 ml/1 çay kaşığı tuz

60 ml/4 yemek kaşığı su

4 adet büyük boy tortilla

Kıyılmış marul

Avokado süslemesi için:

1 büyük olgun avokado

15-20 ml/3-4 çay kaşığı sıcak salsa

1 misket limonunun suyu

Tuz

60 ml/4 yemek kaşığı ekşi (sütlü ekşi) krema

Takoları yapmak için 20 cm/8 çapındaki bir tabağın tabanını hindi ile kaplayın. Bir tabakla örtün ve 6 dakika boyunca Full pişirin. Et tanelerini bir çatalla parçalayın. Tortilla ve marul hariç kalan tüm malzemeleri karıştırın. Üzerini streç filmle (plastik sargı) örtün ve buharın çıkması için iki kez kesin. Tabağı dört kez çevirerek 8 dakika boyunca Dolu pişirin. 4 dakika beklemeye bırakın. İyice karıştır. Hindi karışımını tortillaların üzerine eşit miktarda koyun, biraz marul ekleyin ve rulo yapın. Bir tabağa aktarın ve sıcak tutun.

Avokado sosunu hazırlamak için avokadoyu ikiye bölün, eti çıkarın ve iyice ezin. Salsa, limon suyu ve tuzu karıştırın. Tacoları ısıtılmış dört tabağa aktarın, her birinin üzerine avokado karışımı ve 15 ml/1 yemek kaşığı ekşi krema koyun. Hemen yiyin.

gözleme takoları

4 kişilik

Hindi Tacos için hazırlanın, ancak satın alınan ekmeğin yerine dört büyük ev yapımı krep koyun.

hindi somunu

4 kişilik

450 g/1 lb çiğ kıyma (öğütülmüş) hindi
1 diş sarımsak, ezilmiş
30 ml/2 yemek kaşığı sade (çok amaçlı) un
2 büyük yumurta, dövülmüş
10 ml/2 çay kaşığı tuz
10 ml/2 tatlı kaşığı kuru kekik
5 ml/1 çay kaşığı Worcestershire sosu
20 ml/4 çay kaşığı öğütülmüş hindistan cevizi
patates kızartması
Pişmiş karnabahar
Peynir sosu

Hindi, sarımsak, un, yumurta, tuz, kekik, Worcestershire sosu ve hindistan cevizini karıştırın. Nemli ellerle 15 cm/6'lık bir somun şekli verin. Derin bir tabağa aktarın, streç filmle (plastik sargı) örtün ve buharın çıkması için iki kez kesin. 9 dakika boyunca Dolu pişirin. 5 dakika beklemeye bırakın. Dört porsiyona dilimleyin ve peynir sosuyla kaplanmış ve geleneksel olarak ızgarada (broiler) kızartılmış ceketli patates ve karnabahar ile servis yapın.

Anglo-Madras Türkiye Köri

4 kişilik

Noel hindisi artıklarını kullanmak için kullanışlı bir tarif.

30 ml/2 yemek kaşığı mısır veya ayçiçek yağı
1 büyük soğan, çok ince dilimlenmiş
1 diş sarımsak, ezilmiş
30 ml/2 yemek kaşığı kuru üzüm
30 ml/2 yemek kaşığı kurutulmuş (rendelenmiş) hindistan cevizi
25 ml/1½ yemek kaşığı sade (çok amaçlı) un
20 ml/4 çay kaşığı sıcak köri tozu
300 ml/½ pt/1¼ su bardağı kaynar su
30 ml/2 yemek kaşığı tek (hafif) krema
2.5 ml/½ çay kaşığı tuz
½ limon suyu
350 g/12 oz/3 su bardağı soğuk pişmiş hindi, küp doğranmış
Hint ekmeği, karışık salata ve Hint turşusu, servis için

Yağı soğan, sarımsak, kuru üzüm ve hindistancevizi ile birlikte 1,5 litre/2½ pt/6 fincanlık bir kaba koyun. İyice karıştırın. Açılmamış halde 3 dakika boyunca Dolu'da pişirin. Un, köri tozu, su, krema, tuz, limon suyu ve hindiyi karıştırın. Bir tabakla örtün ve köri koyulaşıp köpürene kadar iki kez karıştırarak 6-7 dakika Full pişirin. 3 dakika beklemeye bırakın. Karıştırın ve Hint ekmeği, salata ve Hint turşusu ile servis yapın.

Meyveli Hindi Körisi

4 kişilik

30 ml/2 yemek kaşığı tereyağı veya margarin
10 ml/2 çay kaşığı zeytinyağı

2 soğan, doğranmış

15 ml/1 yemek kaşığı hafif köri tozu

30 ml/2 yemek kaşığı sade (çok amaçlı) un

150 ml/¼ pt/2/3 su bardağı tek (hafif) krema

90 ml/6 yemek kaşığı Yunan usulü sade yoğurt

1 diş sarımsak, ezilmiş

30 ml/2 yemek kaşığı domates püresi (salça)

5 ml/1 çay kaşığı garam masala

5 ml/1 çay kaşığı tuz

1 küçük limon suyu

4 yeme (tatlı) elma, soyulmuş, özlü, dörde bölünmüş ve ince dilimlenmiş

30 ml/2 yemek kaşığı herhangi bir meyve turşusu

450 g/1 lb/4 su bardağı soğuk pişmiş hindi, küp doğranmış

Tereyağı veya margarini ve yağı 25 cm/10 çapında bir güveç kabına (Hollanda fırını) koyun. 1½ dakika boyunca Tam açık olarak ısıtın. Soğanları karıştırın. Kapağı açmadan, Dolu ayarda iki kez karıştırarak 3 dakika pişirin. Köri tozu, un, krema ve yoğurdu karıştırın. 2 dakika boyunca Dolu, üstü açık olarak pişirin. Kalan tüm malzemeleri ekleyin. Bir tabakla örtün ve her 5 dakikada bir karıştırarak, borular sıcak olana kadar 12–14 dakika Tam olarak pişirin.

Ekmek ve Tereyağlı Hindi Turtası

4 kişilik

75 g/3 oz/3/8 su bardağı tereyağı veya margarin

60 ml/4 yemek kaşığı rendelenmiş Parmesan peyniri

2.5 ml/½ çay kaşığı kuru kekik

1.5 ml/¼ çay kaşığı kuru adaçayı

5 ml/1 çay kaşığı rendelenmiş limon kabuğu

4 büyük dilim beyaz veya esmer ekmek

1 soğan, doğranmış

50 gr / 2 oz mantar, dilimlenmiş

45 ml/3 yemek kaşığı sade (çok amaçlı) un

300 ml/½ pt/1¼ su bardağı sıcak tavuk suyu

15 ml/1 yemek kaşığı limon suyu

45 ml/3 yemek kaşığı tek (hafif) krema

225 g/8 oz/2 su bardağı soğuk pişmiş tavuk, küp doğranmış

Tuz ve taze çekilmiş karabiber

Tereyağı veya margarinin yarısını peynir, kekik, adaçayı ve limon kabuğu ile krema haline getirin. Ekmeğin üzerine yayın, ardından her dilimi dört üçgene kesin. Kalan tereyağı veya margarini 20 cm/8 çapında derin bir kaba koyun. 1½ dakika boyunca Tam açık olarak ısıtın. Soğanı ve mantarları ekleyin. Kapağı açmadan, Dolu ayarda iki kez karıştırarak 3 dakika pişirin. Unu karıştırın, ardından yavaş yavaş et suyu, limon suyu ve kremayı karıştırın. Tavuğu karıştırın ve tatmak için baharatlayın. Bir tabakla örtün ve sıcak olana kadar üç kez karıştırarak 8 dakika boyunca Tam olarak ısıtın. Mikrodalgadan çıkarın. Üzerine tereyağlı ekmek üçgenleri koyun ve sıcak bir ızgara (broiler) altında kızartın.

Hindi ve Doldurulmuş Pirinç Güveç

4-5 kişilik

225 g/8 oz/1 su bardağı kolay pişirilebilen uzun taneli pirinç
300 ml/10 fl oz/1 konserve kremalı mantar çorbası

300 ml/½ pt/1¼ su bardağı kaynar su

225 g/8 oz/2 su bardağı mısır (mısır)

50 gr/2 oz/½ fincan kıyılmış tuzsuz fındık

175 g/6 oz/1½ su bardağı pişmiş hindi, doğranmış

50 g/2 oz soğuk doldurma, küp doğranmış

Lahana salatası, hizmet etmek için

İç harcı hariç tüm malzemeleri 1,75 litre/3 pt/7½ fincanlık bir kaba koyun. İyice karıştırın. Üzerini streç filmle (plastik sargı) örtün ve buharın çıkması için iki kez kesin. 25 dakika boyunca Tam olarak pişirin. Pirincin kabarması için altını açıp çatalla karıştırın. Soğuk doldurma ile üst. Bir tabakla örtün ve 2 dakika boyunca Full pişirin. 4 dakika beklemeye bırakın. Tekrar kabartın ve lahana salatası ile yiyin.

Portakal Sırlı Hindi Göğsü

4-6 kişilik

Minimum yemek artıklarıyla şenlikli bir yemek isteyen küçük aileler için.

40 gr/1½ oz/3 yemek kaşığı tereyağı

15 ml/1 yemek kaşığı domates ketçap (kedi)

10 ml/2 çay kaşığı siyah pekmez (pekmez)

5 ml/1 çay kaşığı kırmızı biber

5 ml/1 çay kaşığı Worcestershire sosu

1 satsuma veya clementine'nin ince rendelenmiş kabuğu

Bir tutam öğütülmüş karanfil

1.5 ml/¼ çay kaşığı öğütülmüş tarçın

1 bütün hindi göğsü, yaklaşık 1 kg/2¼ lb

Hindi hariç tüm malzemeleri bir kapta iyice karıştırın. 1 dakika boyunca Defrost'ta üstü açık olarak ısıtın. Hindi göğsünü 25 cm/10 çapında bir tabağa (Hollanda fırını) yerleştirin ve teflon yarısıyla fırçalayın. Üzerini streç filmle (plastik sargı) örtün ve buharın çıkması için iki kez kesin. Tam 10 dakika pişirin. Hindi göğsünü ters çevirin ve kalan hamurla fırçalayın. Daha önce olduğu gibi örtün ve tabağı üç kez çevirerek 10 dakika daha Tam olarak pişirin. Oymadan önce 7-10 dakika bekletin.

Tatlı ve Ekşi Ördek

4 kişilik

1 ördek, yaklaşık 2,25 kg/5 lb, yıkanmış ve kurutulmuş

45 ml/3 yemek kaşığı mango turşusu

Fasulye filizi

175 g/6 oz/¾ fincan kahverengi pirinç, haşlanmış

Ördeği, 25 cm/10 çapında bir güveç kabında (Hollanda fırını) dik duran bir çay tabağının üzerine baş aşağı yerleştirin. Üzerini streç filmle (plastik sargı) örtün ve buharın çıkması için iki kez kesin. Tam 20 dakika pişirin. Yağ ve meyve sularını ortaya çıkarın ve dikkatlice dökün. Ördeği ters çevirin ve chutney ile göğsünü yayın. Daha önce olduğu gibi örtün ve 20 dakika daha Tam olarak pişirin. Dört parçaya bölün ve fasulye filizi ve pilav ile servis yapın.

kanton ördeği

4 kişilik

45 ml/3 yemek kaşığı pürüzsüz kayısı reçeli (konserve)
30 ml/2 yemek kaşığı Çin pirinç şarabı
10 ml/2 tatlı kaşığı hafif hardal

5 ml/1 çay kaşığı limon suyu

10 ml/2 tatlı kaşığı soya sosu

1 ördek, yaklaşık 2,25 kg/5 lb, yıkanmış ve kurutulmuş

Kayısı reçeli, pirinç şarabı, hardal, limon suyu ve soya sosunu küçük bir leğene koyun. İki kez karıştırarak 1–1½ dakika boyunca Tam olarak ısıtın. Ördeği, 25 cm/10 çapında bir güveç kabında (Hollanda fırını) dik duran bir çay tabağının üzerine baş aşağı yerleştirin. Üzerini streç filmle (plastik sargı) örtün ve buharın çıkması için iki kez kesin. Tam 20 dakika pişirin. Yağ ve meyve sularını ortaya çıkarın ve dikkatlice dökün. Ördeği ters çevirin ve kayısı püresi ile göğsünü yayın. Daha önce olduğu gibi örtün ve 20 dakika boyunca Tam olarak pişirin. Dört parçaya kesip servis yapın.

Portakal Soslu Ördek

4 kişilik

Mikrodalgada normalden çok daha kısa sürede kolayca hazırlanabilen birinci sınıf bir lüks. Bir parti için su teresi ve taze portakal dilimleri ile süsleyin.

1 ördek, yaklaşık 2,25 kg/5 lb, yıkanmış ve kurutulmuş

Sosu için:

1 büyük portakalın ince rendelenmiş kabuğu

2 portakalın suyu

30 ml/2 yemek kaşığı ince kıyılmış limon marmelatı

15 ml/1 yemek kaşığı frenk üzümü jöle (berrak konserve)

30 ml/2 yemek kaşığı portakal likörü

5 ml/1 tatlı kaşığı soya sosu

10 ml/2 çay kaşığı mısır unu (mısır nişastası)

Ördeği, 25 cm/10 çapında bir güveç kabında (Hollanda fırını) dik duran bir çay tabağının üzerine baş aşağı yerleştirin. Üzerini streç filmle (plastik sargı) örtün ve buharın çıkması için iki kez kesin. Tam 20 dakika pişirin. Yağ ve meyve sularını ortaya çıkarın ve dikkatlice dökün. Ördeği ters çevirin. Daha önce olduğu gibi örtün ve 20 dakika boyunca Tam olarak pişirin. Dört parçaya bölüp servis tabağına alın ve sıcak tutun. Pişirme suyunun yağını alın.

Sosu yapmak için mısır unu hariç tüm malzemeleri bir ölçü kabına koyun. Yağsız pişirme sularını ekleyin. 300 ml/½ pt/1¼ bardağa kadar sıcak su ile tamamlayın. Mısır ununu birkaç kaşık soğuk su ile ince bir macun haline getirin. Sürahiye ekleyin ve iyice karıştırın. Kapaksız, Doluda 4 dakika, üç kez karıştırarak pişirin. Ördeğin üzerine dökün ve hemen servis yapın.

Fransız usulü ördek

4 kişilik

1 ördek, yaklaşık 2,25 kg/5 lb, yıkanmış ve kurutulmuş
12 adet çekirdeksiz (çekirdeksiz) kuru erik
1 kereviz sapı, ince doğranmış

2 diş sarımsak, ezilmiş

Sosu için:

300 ml/½ pt/1¼ bardak kuru elma şarabı

5 ml/1 çay kaşığı tuz

10 ml/2 tatlı kaşığı domates püresi (salça)

30 ml/2 yemek kaşığı krema

15 ml/1 yemek kaşığı mısır unu (mısır nişastası)

Servis için haşlanmış tagliatelle

Ördeği, 25 cm/10 çapında bir güveç kabında (Hollanda fırını) dik duran bir çay tabağının üzerine baş aşağı yerleştirin. Kuru erik, kereviz ve sarımsakları ördeğin etrafına dağıtın. Kalıbı streç filmle (plastik sargı) örtün ve buharın çıkmasını sağlamak için iki kez yarık. Tam 20 dakika pişirin. Ortaya çıkarın ve dikkatlice dökün ve yağları ve meyve sularını saklayın. Ördeği ters çevirin. Daha önce olduğu gibi örtün ve

20 dakika boyunca Tam olarak pişirin. Dört parçaya bölüp servis tabağına alın ve sıcak tutun. Pişirme suyunun yağını alın.

Sosu yapmak için elma şarabını bir ölçüm sürahisine koyun. Tuz, domates püresi, krema fraîche, yağsız pişirme suları ve mısır ununu çırpın. Her dakika çırparak, kapaksız, koyulaşıp köpürene kadar 4-5 dakika Tam ayarda pişirin. Ördek ve kuru erik üzerine dökün ve tagliatelle ile eşlik edin.

Kemikli ve Rulo Etlerin Kavrulması

Eklemi, deri tarafı yukarı bakacak şekilde, büyük bir tabak içinde duran özel bir mikrodalga nihale üzerine yerleştirin. Bir parça streç filmle (plastik sargı) örtün. Her 450 g/1 lb için aşağıdaki pişirme sürelerine izin verin:

- Domuz eti - 9 dakika
- jambon – 9 dakika
- Kuzu – 9 dakika
- Sığır eti - 6-8 dakika

Ellerinizi fırın eldivenleriyle koruyarak eşit pişirme için her 5 dakikada bir tabağı çevirin. Kızartma süresinin yarısında 5-6 dakika dinlenmeye bırakın. Pişirmenin sonunda, eklemi bir oyma tahtasına aktarın ve çift kalınlıkta folyo ile kaplayın. Oymadan önce boyutuna bağlı olarak 5-8 dakika dinlenmeye bırakın.

Portakallı ve Limonlu Tatlı ve Ekşi Domuz Pirzolası

4 kişilik

4 domuz pirzolası, kırptıktan sonra her biri 175 g/6 oz
60 ml/4 yemek kaşığı domates ketçap (kedi)
15 ml/1 yemek kaşığı teriyaki sos
20 ml/4 çay kaşığı malt sirkesi
5 ml/1 çay kaşığı ince rendelenmiş limon kabuğu
1 portakalın suyu
1 diş sarımsak, ezilmiş (isteğe bağlı)
350 g/12 oz/1½ su bardağı kahverengi pirinç, haşlanmış

Pirzolaları 25 cm/10 çapında derin bir tabağa yerleştirin. Pirinç hariç kalan tüm malzemeleri çırpın ve pirzolaların üzerine dökün. Üzerini streç filmle (plastik sargı) örtün ve buharın çıkması için iki kez kesin. Tabağı dört kez çevirerek 12 dakika boyunca Tam olarak pişirin. Kahverengi pirinçle servis yapmadan önce 5 dakika bekletin.

Rulo Köfte

8-10 kişilik

Denenmiş ve güvenilir çok yönlü bir aile terrine. Sıcak servis edildiğinde, sos veya Portekiz Soslu veya Rustik Domates Soslu dilimler halinde kesilmiş ve Kremalı Patates veya makarna peyniri ve çeşitli sebzelerle birlikte sunulduğunda mükemmeldir. Alternatif olarak, zengin bir mayonez veya salata sosu ve salata ile soğuk yiyin. Sandviçler için ince dilimleyin ve marul, doğranmış taze soğan (yeşil soğan) ve domates ile dolgu olarak veya bebek kornişonları (cornichons) ve tahıl ambarı ekmeği ile servis yapın, klasik Fransız tarzı bir marşın yapımına sahiptir.

125 gr/4¾ oz/3½ dilim hafif dokulu beyaz ekmek
450 g/1 lb yağsız kıyılmış (öğütülmüş) sığır eti
450 g/1 lb/4 su bardağı kıyılmış (öğütülmüş) hindi
10 ml/2 çay kaşığı tuz
3 diş sarımsak, ezilmiş
4 büyük yumurta, dövülmüş
10 ml/2 çay kaşığı Worcestershire sosu
10 ml/2 çay kaşığı koyu soya sosu
10 ml/2 çay kaşığı hardal

23 cm/9 çapında derin bir tabağı hafifçe yağlayın. Ekmeği mutfak robotunda ufalayın. Kalan tüm malzemeleri ekleyin ve karışım sadece birleştirilene kadar makineyi çalıştırın. (Somun ağır ve yoğun olacağından fazla karıştırmaktan kaçının.) Hazırlanan tabağa yayın. Et

karışımının bir halka oluşturması için bir bebek reçeli (konserve) kavanozunu veya düz kenarlı yumurta kabını ortasına itin. Üzerini streç filmle (plastik sargı) örtün ve buharın çıkması için iki kez kesin. Çanağı iki kez çevirerek 18 dakika boyunca Tam olarak pişirin. Somun, tabağın kenarlarından uzaklaşacaktır. Sıcak servis yapıyorsanız 5 dakika bekletin.

Hindi ve Sosis Terrine

8-10 kişilik

Köfte gibi hazırlayın, ancak kıyılmış (öğütülmüş) sığır eti yerine 450 g/1 lb sığır eti veya domuz sosis eti koyun. Tam olarak 20 dakika yerine 18 dakika pişirin.

Fermuarlı Soslu Domuz Pirzolası

4 kişilik

4 domuz pirzolası, kırptıktan sonra her biri 175 g/6 oz
30 ml/2 yemek kaşığı tereyağı veya margarin
5 ml/1 çay kaşığı kırmızı biber
5 ml/1 tatlı kaşığı soya sosu
5 ml/1 çay kaşığı Worcestershire sosu

Pirzolaları 25 cm/10 çapında derin bir tabağa yerleştirin. Tereyağı veya margarini 1½ dakika buz çözmede eritin. Kalan malzemeleri çırpın ve pirzolaların üzerine dökün. Üzerini streç filmle (plastik sargı) örtün ve buharın çıkması için iki kez kesin. Tabağı dört kez çevirerek 9 dakika boyunca Dolu pişirin. 4 dakika beklemeye bırakın.

Hawaii Domuz Eti ve Ananas Güveç

Servis 6

Tropikal Hawaii adasından gelen bu et ve meyve tarifi, incelik, hassasiyet ve güzel bir tat ile karakterize edilir.

15 ml/1 yemek kaşığı yerfıstığı (fıstık) yağı

1 soğan, ince doğranmış

2 diş sarımsak, ezilmiş

900 g/2 lb domuz filetosu, küp doğranmış

15 ml/1 yemek kaşığı mısır unu (mısır nişastası)

400 g/14 oz/3½ su bardağı konserve ezilmiş ananas, doğal meyve suyu içinde

45 ml/3 yemek kaşığı soya sosu

5 ml//1 çay kaşığı öğütülmüş zencefil

Taze çekilmiş karabiber

23 cm/9 çapında derin bir tabağın tabanına ve kenarlarına yağ sürün. Soğanı ve sarımsağı ilave edin ve ağzı açık şekilde 3 dakika boyunca Dolu ateşte pişirin. Domuz eti, mısır unu, ananas ve meyve suyu, soya sosu ve zencefili karıştırın. Biberle tatmak için baharatlayın. Ortasında küçük bir oyuk kalacak şekilde, tabağın iç kenarına halka şeklinde yerleştirin. Üzerini streç filmle (plastik sargı) örtün ve buharın çıkması

için iki kez kesin. Tabağı dört kez çevirerek 16 dakika boyunca Tam olarak pişirin. 5 dakika bekletin ve servis yapmadan önce karıştırın.

Hawaii Tavlası ve Ananas Güveç

Servis 6

Hawai Domuz Eti ve Ananas Güveç için hazırlayın, ancak domuz eti için tütsülenmemiş ve hafif tavla küplerini değiştirin.

şenlikli tavla

10-12 kişilik

Bir Noel veya Yeni Yıl büfesi için ideal olan mikrodalga fırında pişirilen tavla nemli ve suludur ve güzelce oyulur. Bu, tatmin edici bir sonuç için maksimum boyuttur.

Tavla eklemi, maksimum ağırlık 2,5 kg/5½ lb
50 gr/2 oz/1 su bardağı esmer ekmek kırıntısı
Bütün karanfil

Eklem, tuzluluğu azaltmak için önce geleneksel olarak kaynatılır. Tavayı büyük bir tencereye koyun, soğuk suyla kaplayın, kaynatın ve boşaltın. Tekrar et. Süzülen eklemi tartın ve 450 g/1 lb için Tam olarak 8 dakika pişirme süresi bekleyin. Eklemi doğrudan mikrodalganın içindeki cam tepsinin üzerine koyun ya da geniş bir sığ tabağa koyun. Dar bir ucu varsa, fazla pişmesini önlemek için bir parça folyoya sarın. Tavayı mutfak kağıdıyla örtün ve pişirme süresinin yarısı kadar pişirin. Mikrodalgada 30 dakika bekletin. Kullanılmışsa folyoyu çıkarın, eklemi çevirin ve mutfak kağıdı ile örtün. Pişirmeyi tamamlayın ve 30 dakika daha bekletin. Bir tahtaya aktarın. Kabuğu soyun, yağı elmas haline getirin, ardından kırıntıları serpin. Her bir pırlantayı bir karanfil ile saplayın.

Sırlı Gala Gammon

10-12 kişilik

Tavla eklemi, maksimum ağırlık 2,5 kg/5½ lb
50 gr/2 oz/1 su bardağı esmer ekmek kırıntısı
Bütün karanfil
60 ml/4 yemek kaşığı şeker
10 ml/2 çay kaşığı hardal tozu
60 ml/4 yemek kaşığı tereyağı veya margarin, eritilmiş
5 ml/1 çay kaşığı Worcestershire sosu
30 ml/2 yemek kaşığı beyaz üzüm suyu
kokteyl kirazları

Şenlikli Gammon için hazırlanın, ancak her alternatif pırlanta bir karanfil ile süsleyin. Glazeyi yapmak için şeker, hardal, tereyağı veya margarin, Worcestershire sosu ve üzüm suyunu karıştırın. Tavayı bir kızartma kabına aktarın ve yağı sırla kaplayın. Eklemi geleneksel olarak 190°C/375°F/gaz işareti 5'te yağ altın rengi kahverengi olana kadar 25-30 dakika pişirin. Kalan yağ elmaslarını, kokteyl çubuklarına (kürdan) sürülmüş kokteyl kirazları ile süsleyin.

İspanyol Salamlı Paella

Servis 6

Paella için olduğu gibi hazırlayın, ancak tavuk yerine kaba kıyılmış salam koyun.

İsveç usulü köfte

4 kişilik

Kottbullar olarak bilinen bu İsveç'in milli yemeklerinden biridir ve haşlanmış patates, kızılcık sosu, sos ve karışık salata ile servis edilir.

75 gr/3 oz/1½ su bardağı taze beyaz ekmek kırıntıları

1 soğan, ince doğranmış

225 g/8 oz/2 su bardağı yağsız kıyılmış (öğütülmüş) domuz eti

225 g/8 oz/2 su bardağı kıyılmış (öğütülmüş) sığır eti

1 büyük yumurta

2.5 ml/½ çay kaşığı tuz

175 ml/6 fl oz/1 küçük kutu buharlaştırılmış süt

2.5 ml/½ çay kaşığı öğütülmüş yenibahar

25 gr/1 oz/2 yemek kaşığı margarin

Margarin hariç tüm malzemeleri iyice karıştırın. 12 eşit büyüklükte top haline getirin. Bir mikrodalga kızartma kabını, 14. sayfada veya tabağınızla veya mikrodalga fırınınızla birlikte verilen talimat kitabında belirtildiği şekilde ısıtın. Margarini ekleyin ve fırın eldivenleriyle korunan ellerle, tabanı tamamen kaplayana kadar tabağı döndürün. Bu noktada da cızırdayacaktır. Köfteleri ekleyin ve hemen her tarafı kızarana kadar çevirin. Üzerini streç filmle (plastik sargı) örtün ve buharın çıkması için iki kez kesin. Tabağı dört kez çevirerek 9½ dakika boyunca Dolu pişirin. Servis yapmadan önce 3 dakika bekletin.

Çıtır çıtır domuz rostosu

Etin uzun pişme süresi nedeniyle domuz eti üzerinde şaşırtıcı derecede gevrek bir cilt.

Kişi başına 175 g/6 oz olacak şekilde bir bacak parçası seçin. Kabuğu bir bıçakla derin bir şekilde çizin ve üzerine tuz serpin ve daha hafifçe kırmızı biberle serpin. Eklemi, deri tarafı yukarı bakacak şekilde, büyük bir tabak içinde duran özel bir mikrodalga nihale üzerine yerleştirin. Bir parça pişirme parşömeniyle örtün. Kızartmayı bu şekilde açın, her 450 g/1 lb için 9 dakika bekleyin. Ellerinizi fırın eldivenleriyle koruyarak eşit pişirme için her 5 dakikada bir tabağı çevirin. Pişirme süresinin yarısında 6 dakika dinlenmeye bırakın. Pişirmenin sonunda, eklemi bir oyma tahtasına aktarın ve çift kalınlıkta folyo ile kaplayın. Oymadan önce 8 dakika bekletin ve sebze ve Adaçayı ve Soğan Dolması ile servis yapın.

Ballı domuz rostosu

Çıtır çıtır Domuz Kızartması gibi hazırlayın, ancak üzerine tuz ve kırmızı biber serpmeden önce 20 ml/cömert 1 yemek kaşığı hardal ve 10 ml/2 çay kaşığı Worcestershire sosuyla karıştırılmış 90 ml/6 yemek kaşığı koyu berrak baldan yapılmış bir şerbetle fırçalayın.

Kırmızı Lahanalı Domuz Pirzolası

4 kişilik

Kavanozların ve kırmızı lahana kutularının Noel için rafları doldurduğu bir kış olayı. Kremalı Patates ve yaban havucu püresi ile yiyin.

450 gr/1 lb pişmiş kırmızı lahana
4 domates, beyazlatılmış, kabuğu soyulmuş ve doğranmış
10 ml/2 çay kaşığı tuz
4 domuz pirzolası, kırptıktan sonra her biri 175 g/6 oz
10 ml/2 tatlı kaşığı soya sosu
2.5 ml/½ çay kaşığı sarımsak tuzu
2.5 ml/½ çay kaşığı kırmızı biber
15 ml/1 yemek kaşığı koyu yumuşak esmer şeker

Lahanayı 20 cm/8 çapında bir güveç kabının (Hollanda fırını) tabanına yerleştirin. Domatesleri ve tuzu karıştırın ve pirzolaları üstüne yerleştirin. Soya sosunu üzerine dökün ve kalan malzemeleri serpin. Üzerini streç filmle (plastik sargı) örtün ve buharın çıkması için iki kez kesin. Tabağı dört kez çevirerek 15 dakika boyunca Tam olarak pişirin. Servis yapmadan önce 4 dakika bekletin.

Roma usulü domuz filetosu

4 kişilik

15 ml/1 yemek kaşığı zeytinyağı
1 küçük soğan, doğranmış
1 diş sarımsak, ezilmiş
4 dilim domuz filetosu, her biri 125 g/4 oz, çok ince olana kadar dövülmüş
60 ml/4 yemek kaşığı domates suyu
5 ml/1 tatlı kaşığı kuru kekik
125 gr/4 oz Mozzarella peyniri, dilimlenmiş
30 ml/2 yemek kaşığı kapari
polenta

Yağı 25 cm/10 çapında derin bir kaba dökün. 1 dakika boyunca Tam olarak ısıtın. Soğanı ve sarımsağı karıştırın. Kapaksız, Dolu ayarda iki kez karıştırarak 4 dakika pişirin. Domuz eti tek kat olarak yemeğe ekleyin. 2 dakika boyunca Dolu'da üstü açık olarak pişirin. Ters çevirin ve 2 dakika daha pişirin. Domates suyu ve kekik serpin, üstüne Mozzarella dilimleri koyun, sonra kaparilerle süsleyin. Üzerini streç filmle (plastik sargı) örtün ve buharın çıkması için iki kez kesin. 2-3 dakika veya peynir eriyene kadar Full on pişirin. Polenta ile servis yapmadan önce 1 dakika bekletin.

Domuz Fileto ve Sebze Güveç

6-8 kişilik

15 ml/1 yemek kaşığı ayçiçek veya mısır yağı
1 soğan, rendelenmiş
2 diş sarımsak, ezilmiş
675 g/1½ lb domuz filetosu, 1,5 cm/¾ dilimler halinde kesilmiş
30 ml/2 yemek kaşığı sade (çok amaçlı) un
5 ml/1 tatlı kaşığı kurutulmuş mercanköşk
5 ml/1 çay kaşığı ince rendelenmiş portakal kabuğu
200 g/7 oz/1¾ su bardağı konserve veya çözülmüş dondurulmuş karışık bezelye ve havuç
200 g/7 oz/1½ su bardağı mısır (mısır)
300 ml/½ pt/1¼ bardak roze şarap
150 ml/¼ pt/2/3 su bardağı sıcak su
5 ml/1 çay kaşığı tuz

Yağı 2 litre/3½ pt/8½ fincan güveç kabına (Hollanda fırını) dökün. 1 dakika boyunca Tam açık olarak ısıtın. Soğanı ve sarımsağı karıştırın. Kapaksız, Dolu ayarda iki kez karıştırarak 4 dakika pişirin. Domuz eti ekleyin. Kabın üzerini bir tabakla örtün ve 4 dakika Full'de pişirin. Unu karıştırın, et parçalarının iyice kaplandığından emin olun. Tuz hariç kalan tüm malzemeleri ekleyin. Üzerini streç filmle (plastik sargı) örtün ve buharın çıkması için iki kez kesin. Tabağı dört kez çevirerek 17 dakika boyunca Tam olarak pişirin. Tuzla tatlandırmadan ve servis yapmadan önce 5 dakika bekletin.

Biberli Domuz Pirzolası

4 kişilik

4 domuz yedek kaburga pirzolası, her biri 225 g/8 oz, yağı alınmış
10 ml/2 çay kaşığı biber veya Cajun baharatı
5 ml/1 çay kaşığı sarımsak tozu
400 g/14 oz/1 büyük kutu barbunya fasulyesi, süzülmüş
400 g/14 oz/1 büyük kutu doğranmış domates
30 ml/2 yemek kaşığı doğranmış taze kişniş (kişniş)
2.5 ml/½ çay kaşığı tuz

Pirzolaları 30 cm/12 çapında derin bir tabağa yerleştirin. Baharat ve sarımsak tozu serpin. Üzerini streç filmle (plastik sargı) örtün ve buharın çıkması için iki kez kesin. Tabağı iki kez çevirerek 8 dakika boyunca Tam olarak pişirin. Fasulyeler ve domatesler ile üzerini açıp suyunu salarak yayın. Kişniş ve tuz serpin. Daha önce olduğu gibi örtün ve 3 kez çevirerek 15 dakika Tam olarak pişirin. Servis yapmadan önce 5 dakika bekletin.

Chutney ve Mandalina ile Domuz Eti

4 kişilik

4 domuz yedek kaburga pirzolası, her biri 225 g/8 oz, yağı alınmış
Hafif şurup içinde 350 g/12 oz/1 büyük konserve mandalina dilimleri
5 ml/1 çay kaşığı kırmızı biber
20 ml/4 çay kaşığı soya sosu
45 ml/3 yemek kaşığı meyve turşusu, gerekirse doğranmış
2 diş sarımsak, ezilmiş
Körili Pirinç

Pirzolaları 30 cm/12 çapında derin bir tabağa yerleştirin. Mandalinaları süzün, 30 ml/2 yemek kaşığı şurup ayırın ve meyveleri pirzolaların üzerine bölün. Ayrılan şurubu pirinç hariç kalan malzemelerle çırpın ve mandalinaların üzerine kaşıkla koyun. Üzerini streç filmle (plastik sargı) örtün ve buharın çıkması için iki kez kesin. Tabağı dört kez çevirerek 20 dakika boyunca Tam olarak pişirin. 5 dakika bekletin, ardından pilav ile servis yapın.

'Mangalda' Kaburga

4 kişilik

1 kg/2¼ lb etli domuz kaburga veya yedek kaburga
50 gr/2 oz/¼ fincan tereyağı veya margarin
15 ml/1 yemek kaşığı domates ketçap (kedi)
10 ml/2 tatlı kaşığı soya sosu
5 ml/1 çay kaşığı kırmızı biber
1 diş sarımsak, ezilmiş
5 ml/1 tatlı kaşığı acı biber sosu

Domuz eti yıkayıp kurulayın ve ayrı ayrı kaburgalara ayırın. Mikrodalgaya rahatça sığacak en büyük yuvarlak sığ tabakta, her bir kaburganın dar kısmı merkeze bakacak şekilde düzenleyin. Üzerini streç filmle (plastik sargı) örtün ve buharın çıkması için iki kez kesin. Tabağı üç kez çevirerek 10 dakika boyunca Dolu pişirin. Tepsiyi yapmak için, kalan malzemeleri bir kapta birleştirin ve açık, 2 dakika boyunca Buz Çözmede ısıtın. Kaburgaları açın ve yağı dikkatlice dökün. Tabanın yaklaşık yarısı ile fırçalayın. Açılmamış halde 3 dakika boyunca Dolu'da pişirin. Maşa ile ters çevirin ve kalan hamurla fırçalayın. 2 dakika boyunca Dolu'da üstü açık olarak pişirin. Servis yapmadan önce 3 dakika bekletin.

Peynir Soslu Jambonlu Hindiba

4 kişilik

Anavatanı olan Belçika'da chicorées au jambon olarak adlandırılır. Jambona sarılmış ve basit bir peynir sosuyla sarılmış gümüşi beyaz sebze, gastronomik bir başyapıttır.

8 baş hindiba (Belçika hindibası), toplamda yaklaşık 1 kg/2¼ lb
150 ml/¼ pt/2/3 su bardağı kaynar su
15 ml/1 yemek kaşığı limon suyu
8 büyük dilim pişmiş jambon
600 ml/1 pt/2½ su bardağı süt
50 gr/2 oz/¼ fincan tereyağı veya margarin
45 ml/3 yemek kaşığı sade (çok amaçlı) un
175 gr/6 oz/1½ su bardağı Edam peyniri, rendelenmiş
Tuz ve taze çekilmiş karabiber
Servis için cips (patates kızartması)

Hindibayı kesin, çürük veya hasar görmüş dış yaprakları çıkarın ve acı bir tadı önlemek için her birinin tabanından koni şeklinde bir parça kesin. Başları 30 cm/12 çapında derin bir tabağa bir çarkın parmakları gibi yerleştirin. Su ve limon suyu ile kaplayın. Üzerini streç filmle (plastik sargı) örtün ve buharın çıkması için iki kez kesin. Tabağı iki kez çevirerek 14 dakika boyunca Tam olarak pişirin. 5 dakika bekletin, sonra iyice süzün. Bulaşığı yıkayıp kurulayın. Hindiba ılık olduğunda, her birine bir jambon dilimi sarın ve tabağa geri dönün. Sütü bir sürahiye koyun ve kapağı açık halde 3 dakika boyunca Dolu'da ısıtın. Tereyağı veya margarini 1,2 litre/2 pt/5 fincanlık bir kaba koyun ve 1 dakika boyunca Dolu'da eritin. Unu karıştırın, ardından yavaş yavaş sıcak sütte çırpın. Pürüzsüzlüğü sağlamak için her dakika çırparak 5-6 dakika boyunca ağzı açık şekilde pişirin, sos köpürene ve koyulaşana kadar. Peyniri karıştırın ve tatmak için baharatlayın. Hindiba ve jambon üzerine eşit olarak dökün. Bir tabakla örtün ve 3 dakika boyunca Tam olarak yeniden ısıtın. 3 dakika beklemeye bırakın. Geleneksel olarak sıcak bir ızgara (broiler) altında kızartın, isterseniz cipsle servis yapın.

Yapışkan Portakallı Barbekü Soslu Domuz Kaburga

4 kişilik

1 kg/2¼ lb etli domuz kaburga veya yedek kaburga
30 ml/2 yemek kaşığı limon suyu
30 ml/2 yemek kaşığı soya sosu
5 ml/1 çay kaşığı Japon wasabi tozu
15 ml/1 yemek kaşığı Worcestershire sosu
300 ml/½ pt/1¼ su bardağı taze sıkılmış portakal suyu
30 ml/2 yemek kaşığı koyu portakal marmelatı
10 ml/2 çay kaşığı hardal
1 diş sarımsak, ezilmiş
Çin eriştesi, haşlanmış, servis için
Süslemek için birkaç portakal dilimi

Kaburgaları geniş bir sığ tabağa koyun. Üzerini streç filmle (plastik sargı) örtün ve buharın çıkması için iki kez kesin. Tabağı iki kez çevirerek 7 dakika boyunca Dolu pişirin. Ortaya çıkarın ve yağı dikkatlice dökün. Erişte hariç kalan malzemeleri çırpın ve kaburgaların üzerine dökün. Gevşek bir şekilde mutfak kağıdıyla örtün ve 20 dakika boyunca, yemeği dört kez çevirerek ve her seferinde sosla yağlayarak pişirin. Ayrı olarak servis edilen haşlanmış Çin eriştesi ve portakal dilimleri ile yiyin.

Biftek ve Mantarlı Puding

4 kişilik

Bu eski İngiliz hazinesi, tam olması gerektiği gibi davranan süet hamur işi (macun) ile mikrodalgada bir rüya gibi çalışır. İşin püf noktası, ev yapımı güveç veya konserve et gibi önceden pişirilmiş et kullanmaktır, çünkü çiğ et küpleri sıvı ile pişirildiğinde mikrodalgada sertleşme eğilimindedir.

hamur işi için:

175 g/6 oz/1½ su bardağı kendi kabaran (kendi kendine kabaran) un

2.5 ml/½ çay kaşığı tuz

50 gr/2 oz/½ su bardağı kıyılmış sığır eti veya vejeteryan süet

90 ml/6 yemek kaşığı soğuk su

Dolgu için:

450 g/1 lb soslu haşlanmış et

125 gr/4 oz düğme mantar

Hamuru yapmak için unu ve tuzu bir kaba eleyin ve süet içine atın. Bir çatal kullanarak, yumuşak ama esnek bir hamur elde etmek için yeterince su ilave edin. Pürüzsüz olana kadar hafifçe yoğurun, ardından unlu bir yüzeyde 30 cm/12 inç yuvarlak açın. Kama şeklinde bir çeyrek kesin ve kapak için ayırın. 900 ml/1½ pt/3¾ fincan puding kabını iyice yağlayın ve hamurla hizalayın, tabanın ve yanların üzerinden tepsinin üst kısmındaki iç kenara ulaşana kadar yaslayın ve varsa kırışıklıkları parmak uçlarınızla bastırın. Birleşim yerlerini, nemli parmaklarla sıkıştırarak kapatın.

Doldurmayı yapmak için, haşlanmış et ve mantarları mikrodalgada veya geleneksel olarak birlikte ısıtın. soğumaya bırakın. Pasta kaplı havzaya kaşıkla. Bir kapak yapmak için ayrılmış böreği açın, kenarını ıslatın ve astarlı böreğin üzerine yerleştirin, sızdırmaz hale getirmek için sıkıştırın. Üzerini streç filmle (plastik sargı) örtün ve buharın çıkması için iki kez kesin. Börek iyice kabarana kadar 7 dakika Full on pişirin. 3 dakika bekletin, ardından servis yapmak için tabaklara dökün.

Biftek ve Böbrek Pudingi

4 kişilik

Biftek ve Mantar Pudingi gibi hazırlayın, ancak 450 g/1 lb karışık haşlanmış biftek ve böbrek kullanın.

Biftek ve Kestane Pudingi

4 kişilik

Biftek ve Mantar Pudingi gibi hazırlayın, ancak düğme mantarları için bütün kestaneleri değiştirin.

Kuru Erikli Biftek ve Turşu Cevizli Puding

4 kişilik

Biftek ve Mantar Pudingi gibi hazırlayın, ancak mantarlar için 4 ceviz turşusu, dörde bölünmüş ve 8 çekirdekli (çekirdeksiz) kuru erik kullanın.

Güney Amerika 'Kıyılmış' Et

4 kişilik

2 soğan, ince doğranmış veya rendelenmiş
275 gr/10 oz soyulmuş balkabağı, bal kabağı veya soyulmamış kabak (kabak), doğranmış
1 büyük domates, beyazlatılmış, kabuğu soyulmuş ve doğranmış
450 g/1 lb/4 su bardağı iri kıyılmış (öğütülmüş) sığır eti
5-10 ml/1-2 çay kaşığı tuz

Brezilya pirinci

Sebzeleri koyun ve 20 cm/8 inç çapında bir güveç kabına (Hollanda fırını) koyun. Üzerini streç filmle (plastik sargı) örtün ve buharın çıkması için iki kez kesin. Tabağı üç kez çevirerek 10 dakika boyunca Dolu pişirin. Eti parçalamak için ortaya çıkarın ve iyice ezin. Bir tabakla örtün ve bir kez karıştırarak 5 dakika Full pişirin. 3 dakika bekletin ve tuzla tatlandırın. Et, kalınlaşmamış sosunda oldukça gevşek bir kıvamda olacaktır. Brezilya pirinci ile servis yapın.

Yumurta ve Zeytinli Brezilya 'Kıyılmış' Eti

4 kişilik

Güney Amerika Doğranmış Et için hazırlayın, ancak balkabağı, kabak veya kabakları (kabak) çıkarın. Et karışımına 60 ml/4 yemek kaşığı et suyu ekleyin. İlk pişirme süresini 7 dakikaya düşürün. Beklettikten sonra 3 adet haşlanmış (sert pişmiş) yumurta ve 12 adet çekirdeksiz (çekirdeksiz) yeşil zeytini karıştırın.

Ruben Sandviç

2 kişilik

Herhangi bir Kuzey Amerikalının tanıklık edeceği gibi, açık Reuben Sandviç, New York'tan California'ya kadar şarküteriler tarafından üretilen bir yemek ziyafetidir.

2 büyük dilim esmer veya çavdar ekmeği
mayonez
175 gr/6 oz tuzlu dana eti, pastırma veya döş, ince dilimlenmiş
175 g/6 oz süzülmüş lahana turşusu
4 büyük ince dilim Gruyère (İsviçre) veya Emmental peyniri

Ekmeği mayonezle yayın ve dilimleri yan yana geniş bir tabağa koyun. 1½ dakika boyunca Defrost üzerinde açıkta ısıtın. Her birini sığır eti ile eşit şekilde kaplayın ve lahana turşusu ile bir spatula ile hafifçe bastırın. Peynirle kaplayın. Peynir eriyene kadar 1½ –2 dakika Full on pişirin. Hemen yiyin.

Sığır Chow Mein

4 kişilik

Chicken Chow Mein için olduğu gibi hazırlayın, ancak tavuk yerine sığır eti koyun.

Dana Pirzola Suey

4 kişilik

Chicken Chop Suey için olduğu gibi hazırlayın, ancak tavuk yerine sığır eti koyun.

Patlıcan ve Dana Güveç

Servis 6

Bu Louisiana spesiyalitesi, herkes için bir zevktir ve yerel halk tarafından sevilir.

4 patlıcan (patlıcan)
10 ml/2 çay kaşığı tuz
45 ml/3 yemek kaşığı kaynar su
1 soğan, ince rendelenmiş
450 g/1 lb/4 su bardağı yağsız kıyılmış (öğütülmüş) sığır eti
75 gr/3 oz/1½ su bardağı taze beyaz ekmek kırıntıları
1,5–2,5 ml/¼–½ çay kaşığı acı biber sosu
Tuz ve taze çekilmiş karabiber
25 gr/1 oz/2 yemek kaşığı tereyağı
250 g/8 oz/2¼ bardak Amerikan uzun taneli pirinci, haşlanmış

Patlıcanların üst, kuyruk ve kabuklarını soyun ve eti küp şeklinde kesin. Büyük bir kaseye veya tabağa koyun ve tuz ve kaynar su ile karıştırın. Üzerini streç filmle (plastik sargı) örtün ve buharın çıkması için iki kez kesin. Tam 14 dakika pişirin. 2 dakika beklemeye bırakın. İyice süzün, ardından bir blender veya mutfak robotuna koyun ve püre haline getirin. Sığ bir tabağı iyice yağlayın. Patlıcan püresi, soğan, sığır eti, galeta ununun yarısı, biber sosu ve tuzu ve tadına göre taze çekilmiş karabiberi karıştırın. Güveç içine yayın. Kalan ekmek kırıntılarını serpin, ardından tereyağı parçalarıyla noktalayın. Kapaksız olarak 10 dakika boyunca Dolu'da pişirin. Servis yapmadan önce, isterseniz üstünü gevrekleştirmek için sıcak bir ızgara (broiler) altında kısa bir süre kızartın. Pirinçle birlikte servis yapın.

Köri Köri

8 kişilik

675 g/1½ lb/6 su bardağı yağsız kıyılmış (öğütülmüş) sığır eti
50 gr/2 oz/1 su bardağı taze beyaz ekmek kırıntısı
1 diş sarımsak, ezilmiş
1 büyük yumurta, dövülmüş
300 ml/10 fl oz/1 kutu yoğunlaştırılmış domates çorbası
6 domates
10 ml/2 tatlı kaşığı soya sosu
15–30 ml/1–2 yemek kaşığı hafif köri tozu
15 ml/1 yemek kaşığı domates püresi (salça)
1 adet et suyu küpü
75 ml/5 yemek kaşığı mango chutney
Servis için haşlanmış pirinç veya patates püresi

Sığır eti, ekmek kırıntıları, sarımsak ve yumurtayı karıştırın. 16 top haline getirin ve 25 cm/10 çapında derin bir tabağın kenarlarını yuvarlaklaştırın. Kalan malzemeleri karıştırıp köftelerin üzerine gezdirin. Üzerini streç filmle (plastik sargı) örtün ve buharın çıkması için iki kez kesin. Tabağı dört kez çevirerek 18 dakika boyunca Tam olarak pişirin. 5 dakika beklemeye bırakın. Köftelerin üzerini açıp sosla yağlayın. Üzerini örtmeden bırakın ve 1½–2 dakika daha Tam ayarında yeniden ısıtın. Haşlanmış pirinç veya patates püresi ile servis yapın.

italyan köftesi

4 kişilik

15 ml/2 yemek kaşığı zeytinyağı
1 soğan, rendelenmiş
2 diş sarımsak, ezilmiş
450 g/1 lb/4 su bardağı yağsız kıyılmış (öğütülmüş) sığır eti
75 ml/5 yemek kaşığı taze beyaz ekmek kırıntısı
1 yumurta, çırpılmış
10 ml/2 çay kaşığı tuz
400 gr/14 oz/1¾ su bardağı pasata (elenmiş domates)
10 ml/2 çay kaşığı koyu yumuşak kahverengi şeker
5 ml/1 çay kaşığı kuru fesleğen veya kekik

Yağı 20 cm/8 çapında derin bir kaba dökün. Soğanı ve sarımsağı ekleyin. 4 dakika boyunca, ağzı açık şekilde, Dolu'da pişirin. Eti galeta unu, yumurta ve tuzun yarısı ile karıştırın. 12 küçük top haline getirin. Tabağa ekleyin ve üzerini açmadan 5 dakika boyunca köfteleri pişirme süresinin yarısında çevirerek pişirin. Pastırma, şeker, kekik ve kalan tuzu karıştırırken durun. Köftelerin üzerine dökün. Üzerini streç filmle (plastik sargı) örtün ve buharın çıkması için iki kez kesin. Tabağı üç kez çevirerek 10 dakika boyunca Dolu pişirin. Servis yapmadan önce 3 dakika bekletin.

Hızlı Biberli Köfte

4-6 kişilik

Bu, gerçekten aceleniz varsa, sade haşlanmış patates veya mikro dalgada cips (patates kızartması) ile iyidir!

450 g/1 lb/4 su bardağı yağsız kıyılmış (öğütülmüş) sığır eti

50 gr/2 oz/1 su bardağı taze beyaz ekmek kırıntısı

1 diş sarımsak, ezilmiş

1 büyük yumurta, dövülmüş

300 ml/½ pt/1¼ su bardağı pasata (elenmiş domates)

300 ml/½ pt/1¼ su bardağı kaynar su

30 ml/2 yemek kaşığı kuru kırmızı ve yeşil (dolmalık) pul biber

10 ml/2 çay kaşığı kırmızı biber

5 ml/1 çay kaşığı kimyon tohumu (isteğe bağlı)

10 ml/2 çay kaşığı koyu yumuşak kahverengi şeker

5 ml/1 çay kaşığı tuz

150 ml/5 oz/2/3 su bardağı ekşi (süt ekşi) krema

Et, galeta unu, sarımsak ve yumurtayı karıştırın. 12 top haline getirin. 20 cm/8 çapında derin bir tabağın kenarlarını yuvarlaklaştırın. Passata'yı su ile birleştirin. Pul biber, kırmızı biber, kullanılıyorsa kimyon tohumu ve şekeri karıştırın. Köftelerin üzerine kaşıkla. Üzerini streç filmle (plastik sargı) örtün ve buharın çıkması için iki kez kesin. Tabağı üç kez çevirerek 15 dakika boyunca Dolu pişirin. 5 dakika bekletin, ardından tuz ve ekşi kremayı açıp karıştırın. Tam olarak 2 dakika boyunca üstü açık olarak tekrar ısıtın.

Otlu Sığır Büfe Dilim

8 kişilik

900 g/2 lb/8 su bardağı kıyılmış (öğütülmüş) sığır eti
2 büyük yumurta, dövülmüş
1 adet et suyu küpü
1 küçük soğan, ince rendelenmiş
60 ml/4 yemek kaşığı sade (çok amaçlı) un
45 ml/3 yemek kaşığı domates ketçap (kedi)
10 ml/2 çay kaşığı kuru karışık otlar
10 ml/2 tatlı kaşığı soya sosu
Süslemek için nane yaprakları ve soyulmuş portakal dilimleri

Soya sosu hariç tüm malzemeleri iyice karıştırın. 1¼ litre/2 pt/5 su bardağı yağlanmış, somun kalıbı (tava) şeklinde dikdörtgen bir kaba yayın. Soya sosu ile üst fırçalayın. Üzerini streç filmle (plastik sargı) örtün ve buharın çıkması için iki kez kesin. Tam 10 dakika pişirin, ardından mikrodalgada 5 dakika bekletin. Buz Çözmede 12 dakika daha pişirin, tabağı dört kez çevirin. 5 dakika bekletin, ardından soslar ve soslar için kullanılabilecek fazla yağ ve meyve sularını ortaya çıkarın ve dikkatlice boşaltın. Soğuyana kadar beklettikten sonra dikkatlice servis tabağına aktarın ve nane yaprakları ve portakal dilimleri ile süsleyin. Dilimlenmiş olarak servis yapın.

Hindistan Cevizi ile Malezya Tarzı Fıstık Sığır Eti

4 kişilik

2 soğan, ince doğranmış
1 diş sarımsak, ezilmiş
450 g/1 lb/4 su bardağı ekstra yağsız kıyılmış (öğütülmüş) sığır eti
125 g/4 oz/½ fincan gevrek fıstık ezmesi
45 ml/3 yemek kaşığı kurutulmuş (rendelenmiş) hindistan cevizi
2.5 ml/½ çay kaşığı acı biber sosu
15 ml/1 yemek kaşığı soya sosu
2.5 ml/½ çay kaşığı tuz
300 ml/½ pt/1¼ su bardağı kaynar su
175 g/6 oz/1½ su bardağı pirinç, haşlanmış
Oryantal turşu, süslemek için (isteğe bağlı)

Soğanları, sarımsağı ve sığır etini 1,5 litre/2½ pt/6 fincan güveç kabına (Hollanda fırını) koyun. Bir çatalla iyice karıştırın, sığır etinin iyice parçalandığından emin olun. Üzerini streç filmle (plastik sargı) örtün ve buharın çıkması için iki kez kesin. Tabağı iki kez çevirerek 8 dakika boyunca Tam olarak pişirin. Pirinç hariç kalan tüm malzemeleri ortaya çıkarın ve karıştırın. Daha önce olduğu gibi örtün ve tabağı üç kez çevirerek 8 dakika daha Tam olarak pişirin. 3 dakika beklemeye bırakın. Üzerini açıp karıştırın, ardından dilerseniz haşlanmış pirinç ve oryantal turşu ile servis yapın.

Hızlı Sığır Eti ve Mayonezli Somun

Servis 6

Süper bir akşam yemeği partisi ana yemeği, hazırlaması çok hızlı bir yemekten beklediğinizden daha lüks.

750 g/1½ lb/6 su bardağı yağsız kıyılmış (öğütülmüş) sığır eti
15 ml/1 yemek kaşığı kuru kırmızı ve yeşil (dolmalık) pul biber
15 ml/1 yemek kaşığı ince kıyılmış maydanoz
7,5 ml/1½ çay kaşığı soğan tuzu
30 ml/2 yemek kaşığı sade (çok amaçlı) un
60 ml/4 yemek kaşığı kalın mayonez
7.5 ml/1½ çay kaşığı hardal tozu
5 ml/1 tatlı kaşığı soya sosu

20 cm/8 inç çapında derin bir kabı iyice yağlayın. Sığır eti kalan tüm malzemelerle birleştirin ve tabağa düzgün bir şekilde yayın. Üzerini streç filmle (plastik sargı) örtün ve buharın çıkması için iki kez kesin. Tabağı dört kez çevirerek 12 dakika boyunca Tam olarak pişirin. 5 dakika bekletin, ardından somunu iki spatula ile kalıptan çıkarın ve yağı geride bırakın. Isıtılmış bir servis tabağına aktarın ve servis yapmak için altı parçaya bölün.

Kırmızı Şarapta Pişmiş Sığır Eti

4 kişilik

Özellikle Klasik Makarna Peyniri veya Savoyard Patates ve belki konserve enginar kalpleri ile servis edildiğinde, biraz tereyağında ısıtılan akıllı ve şık bir yemek.

30 ml/2 yemek kaşığı tereyağı veya margarin

2 büyük soğan, rendelenmiş

1 diş sarımsak, ezilmiş

125 gr/4 oz düğme mantar, ince dilimlenmiş

450 g/1 lb but (uç) biftek, küçük küpler halinde kesilmiş

15 ml/1 yemek kaşığı domates püresi (salça)

15 ml/1 yemek kaşığı kıyılmış maydanoz

15 ml/1 yemek kaşığı mısır unu (mısır nişastası)

5 ml/1 tatlı kaşığı sert hardal

300 ml/½ pt/1¼ bardak sek kırmızı şarap

5 ml/1 çay kaşığı tuz

Tereyağı veya margarini 20 cm/8 çapında bir güveç kabına (Hollanda fırını) koyun. Açıkta eritin, 1–1½ dakika boyunca Defrost'ta. Soğan, sarımsak ve mantarları karıştırın. 5 dakika boyunca, üstü açık şekilde Tam ayarda pişirin. Biftekleri karıştırın, ardından ortada küçük bir oyuk bırakarak bir halka oluşturacak şekilde karışımı tabağın kenarına taşıyın. Bir tabakla örtün ve 5 dakika boyunca Full pişirin. Bu arada domates püresi, maydanoz, mısır unu ve hardalı karıştırın. Biraz kırmızı şarapla yumuşak bir şekilde karıştırın, ardından kalanını karıştırın. Biftek karışımına hafifçe karıştırın. Bir tabakla örtün ve iki kez karıştırarak 5 dakika boyunca Tam pişirin. 3 dakika beklemeye bırakın. Tuzla karıştırdıktan sonra servis yapın.

Yüce Peynirli Brokoli

4-6 kişilik

450 gr/1 lb brokoli
60 ml/4 yemek kaşığı su
5 ml/1 çay kaşığı tuz
150 ml/¼ pt/2/3 su bardağı ekşi (süt ekşisi) krema
125 gr/4 oz/1 su bardağı Cheddar veya Jarlsberg peyniri, rendelenmiş
1 yumurta
5 ml/1 tatlı kaşığı hafif hardal
2.5 ml/½ çay kaşığı kırmızı biber
1.5 ml/¼ çay kaşığı rendelenmiş hindistan cevizi

Brokoliyi yıkayın, küçük çiçeklere ayırın ve su ve tuzla birlikte 20 cm/8 çapında derin bir kaba koyun. Üzerini streç filmle (plastik sargı) örtün ve buharın çıkması için iki kez kesin. Tam 12 dakika pişirin. İyice süzün. Kalan malzemeleri karıştırıp brokolinin üzerine gezdirin. Bir tabakla örtün ve 3 dakika boyunca Full pişirin. 2 dakika beklemeye bırakın.

güveç

6-8 kişilik

Ratatouille'in canlı renkli ve lezzet dolu bir Bulgar ilişkisi. Tek başına pilav, makarna veya polenta ile veya yumurta, et ve kümes hayvanı yemeklerinin yanında servis yapın.

450 g/1 libre Fransız veya Kenya (yeşil) fasulye, tepesi ve kuyruklu
4 soğan, çok ince dilimlenmiş
3 diş sarımsak, ezilmiş
60 ml/4 yemek kaşığı zeytinyağı
Karışık renklerde 6 (dolmalık) biber, çekirdekleri çıkarılmış ve şeritler halinde kesilmiş
6 domates, beyazlatılmış, kabuğu soyulmuş ve doğranmış
1 yeşil biber, çekirdekleri çıkarılmış ve ince doğranmış (isteğe bağlı)
10-15 ml/2–3 çay kaşığı tuz
15 ml/1 yemek kaşığı pudra (çok ince) şeker

Her fasulyeyi üç parçaya kesin. Soğanları ve sarımsağı yağla birlikte 2,5 litre/4½ pt/11 fincanlık bir kaba koyun. Karıştırmak için iyice karıştırın. 4 dakika boyunca, ağzı açık şekilde, Dolu'da pişirin. Fasulye dahil kalan tüm malzemeleri iyice karıştırın. Bir tabakla örtün ve üç kez karıştırarak 20 dakika Tam pişirin. Kapağı açın ve sıvının çoğu buharlaşana kadar dört kez karıştırarak 8-10 dakika daha Tam olarak pişirin. Hemen servis yapın veya soğutun, daha sonra yenecekse örtün ve soğutun.

Pastırma ile Kereviz Peyniri

4 kişilik

6 dilim (dilim) çizgili pastırma
350 g/12 oz kereviz, doğranmış
30 ml/2 yemek kaşığı kaynar su
30 ml/2 yemek kaşığı tereyağı veya margarin
30 ml/2 yemek kaşığı sade (çok amaçlı) un
300 ml/½ pt/1¼ su bardağı ılık tam yağlı süt
5 ml/1 çay kaşığı İngiliz yapımı hardal
225 gr/8 oz/2 su bardağı Çedar peyniri, rendelenmiş
Tuz ve taze çekilmiş karabiber
Kırmızı biber
Servis için kızarmış (sote) ekmek

Pastırmayı bir tabağa koyun ve mutfak kağıdıyla örtün. Tabağı bir kez çevirerek 4–4½ dakika Tam olarak pişirin. Yağı boşaltın, ardından pastırmayı kabaca doğrayın. Kereviz kaynar su ile ayrı bir tabağa koyun. Bir tabakla örtün ve tabağı iki kez çevirerek 10 dakika boyunca Tam pişirin. Sıvıyı boşaltın ve saklayın. Tereyağını 1,5 litre/2½ pt/6 fincanlık bir kaba koyun. Açıkta eritin, 1–1½ dakika boyunca Defrost'ta. Unu karıştırın ve 1 dakika boyunca Tam pişirin. Yavaş yavaş sütü karıştırın. Her dakika çırparak, pürüzsüz bir şekilde koyulaşana kadar 4-5 dakika boyunca kapaksız pişirin. Kereviz suyu, kereviz, domuz pastırması, hardal ve peynirin üçte ikisini karıştırın.

Tatmak için mevsim. Karışımı temiz bir tabağa aktarın. Kalan peyniri üstüne serpin ve pul biber serpin. Tam olarak 2 dakika boyunca üstü açık olarak tekrar ısıtın. Kızarmış ekmekle servis yapın.

Pastırma ile Enginar Peyniri

4 kişilik

Pastırma ile Kereviz Peyniri gibi hazırlayın, ancak kerevizi atlayın. 350 gr/12 oz Kudüs enginarını 15 ml/1 yemek kaşığı limon suyu ve 90 ml/6 yemek kaşığı kaynar su ile bir kaba koyun. Üzerini streç filmle (plastik sargı) örtün ve buharın çıkması için iki kez kesin. İhale edilene kadar 12-14 dakika boyunca Tam olarak pişirin. 45 ml/3 yemek kaşığı su ayırarak boşaltın. Enginarları ve suyu hardal, pastırma ve peynirle birlikte sosa ekleyin.

Karelya Patatesi

4 kişilik

Doğu Finlandiya'dan bahar patatesleri için bir tarif.

450 g/1 lb yeni patates, yıkanmış fakat soyulmamış
30 ml/2 yemek kaşığı kaynar su
125 gr/4 oz/½ su bardağı tereyağı, mutfak sıcaklığında
2 haşlanmış (sert pişmiş) yumurta, doğranmış

Patatesleri kaynar su ile birlikte 900 ml/1½ pt/3¾ fincan kaba koyun. Bir tabakla örtün ve iki kez karıştırarak 11 dakika Full pişirin. Bu arada, tereyağını pürüzsüz bir krema haline getirin ve yumurtaları karıştırın. Patatesleri süzün ve patatesler hala çok sıcakken yumurta karışımını karıştırın. Hemen servis yapın.

Domatesli Hollanda Patatesi ve Gouda Güveç

4 kişilik

Pişmiş yeşil sebzeler veya gevrek bir salata ile servis edilebilen doyurucu ve sıcak bir vejetaryen güveç.

750 g/1½ lb pişmiş patates, kalın dilimlenmiş
3 büyük domates, beyazlatılmış, kabuğu soyulmuş ve ince dilimlenmiş
1 büyük kırmızı soğan, kaba rendelenmiş
30 ml/2 yemek kaşığı ince kıyılmış maydanoz
175 g/6 oz/1½ su bardağı Gouda peyniri, rendelenmiş
Tuz ve taze çekilmiş karabiber
30 ml/2 yemek kaşığı mısır unu (mısır nişastası)
30 ml/2 yemek kaşığı soğuk süt
150 ml/¼ pt/2/3 su bardağı sıcak su veya sebze suyu
Kırmızı biber

Tereyağlı 1,5 litre/2½ pt/6 fincan tabağı alternatif katmanlar halinde patates, domates, soğan, maydanoz ve peynirin üçte ikisi ile doldurun, katmanların arasına tuz ve karabiber serpin. Mısır ununu soğuk sütle yumuşak bir şekilde karıştırın, ardından yavaş yavaş sıcak su veya et suyuyla çırpın. Yemeğin kenarını dökün. Kalan peyniri üstüne serpin ve pul biber serpin. Üzerini mutfak kağıdıyla örtün ve 12–15 dakika boyunca Tam olarak ısıtın. Servis yapmadan önce 5 dakika bekletin.

Krema ile Tereyağlı ve Kabarık Tatlı Patates

4 kişilik

450 g/1 lb tatlı pembe kabuklu ve sarı etli patates (patates değil),
soyulmuş ve doğranmış
60 ml/4 yemek kaşığı kaynar su
45 ml/3 yemek kaşığı tereyağı veya margarin
60 ml/4 yemek kaşığı krem şanti, ısıtılmış
Tuz ve taze çekilmiş karabiber

Patatesleri 1,25 litre/2¼ pt/5½ fincanlık bir kaba koyun. Suyu ekleyin. Üzerini streç filmle (plastik sargı) örtün ve buharın çıkması için iki kez kesin. Tabağı üç kez çevirerek 10 dakika boyunca Dolu pişirin. 3 dakika beklemeye bırakın. Süzün ve ince ezin. Tereyağı ve kremayı iyice çırpın. Tatmak için iyi baharatlayın. Servis tabağına aktarın, bir tabakla örtün ve tekrar 1½ –2 dakika Full'de ısıtın.

Maitre d'Hôtel Tatlı Patates

4 kişilik

450 g/1 lb tatlı pembe kabuklu ve sarı etli patates (patates değil),
soyulmuş ve doğranmış
60 ml/4 yemek kaşığı kaynar su
45 ml/3 yemek kaşığı tereyağı veya margarin
45 ml/3 yemek kaşığı kıyılmış maydanoz

Patatesleri 1,25 litre/2¼ pt/5½ fincanlık bir kaba koyun. Suyu ekleyin. Üzerini streç filmle (plastik sargı) örtün ve buharın çıkması için iki kez kesin. Tabağı üç kez çevirerek 10 dakika boyunca Dolu pişirin. 3 dakika bekletin, sonra boşaltın. Tereyağını ekleyin ve patatesleri kaplamak için fırlatın, ardından maydanoz serpin.

kremalı patates

4-6 kişilik

Mikrodalgada pişirilen patatesler lezzetini ve rengini korur ve mükemmel bir dokuya sahiptir. Besinleri korunur çünkü yemek pişirmek için kullanılan su miktarı minimumdur. Yakıt tasarrufu sağlanır ve yıkanacak tava yoktur - patatesleri kendi servis tabağında bile pişirebilirsiniz. Vitaminleri korumak için patatesleri mümkün olduğunca ince soyun.

900 g/2 lb soyulmuş patates, parçalar halinde kesilmiş
90 ml/6 yemek kaşığı kaynar su
30–60 ml/2–4 yemek kaşığı tereyağı veya margarin
90 ml/6 yemek kaşığı ılık süt
Tuz ve taze çekilmiş karabiber

Patates parçalarını suyla birlikte 1,75 litre/3 pt/7½ bardağa koyun. Üzerini streç filmle (plastik sargı) örtün ve buharın çıkması için iki kez kesin. 15-16 dakika boyunca, yemeği yumuşayana kadar dört kez çevirerek, Tam olarak pişirin. Gerekirse süzün, ardından dönüşümlü olarak tereyağı veya margarin ve sütü döverek iyice ezin. Mevsim. Hafif ve kabarık olduğunda, bir çatalla pürüzlendirin ve üstü açık olarak 2–2½ dakika boyunca Dolu olarak tekrar ısıtın.

Maydanozlu Kremalı Patates

4-6 kişilik

Kremalı Patates gibi hazırlayın, ancak baharatla 45-60 ml/3-4 yemek kaşığı kıyılmış maydanozu karıştırın. 30 saniye daha ısıtın.

Peynirli Kremalı Patates

4-6 kişilik

Kremalı Patates gibi hazırlayın, ancak baharatlarla birlikte 125 gr/4 oz/1 su bardağı rendelenmiş sert peynirle karıştırın. 1½ dakika daha tekrar ısıtın.

Paprika ile Macar Patates

4 kişilik

50 gr/2 oz/¼ fincan margarin veya domuz yağı
1 büyük soğan, ince doğranmış
750 g/1½ lb patates, küçük parçalar halinde kesilmiş
45 ml/3 yemek kaşığı kuru pul biber
10 ml/2 çay kaşığı kırmızı biber
5 ml/1 çay kaşığı tuz
300 ml/½ pt/1¼ su bardağı kaynar su
60 ml/4 yemek kaşığı ekşi (sütlü ekşi) krema

Margarini veya domuz yağı 1,75 litre/3 pt/7½ fincanlık bir kaba koyun. Cızırdayana kadar 2 dakika boyunca üstü açık olarak ısıtın. Soğanı ekleyin. 2 dakika boyunca Dolu, üstü açık olarak pişirin. Patatesleri, pul biberi, kırmızı biberi, tuzu ve kaynar suyu ilave edip karıştırın. Üzerini streç filmle (plastik sargı) örtün ve buharın çıkması için iki kez kesin. Tabağı dört kez çevirerek 20 dakika boyunca Tam olarak pişirin. 5 dakika beklemeye bırakın. Isıtılmış tabaklara kaşıkla dökün ve her birinin üzerine 15 ml/1 yemek kaşığı ekşi krema koyun.

Dauphine Patates

Servis 6

Gratin dauphinoise - Fransız harikalarından biri ve tadına varılacak bir deneyim. Yapraklı salata veya fırında domates ile veya et, kümes hayvanları, balık ve yumurta eşliğinde servis yapın.

900 g/2 lb mumlu patates, çok ince dilimlenmiş
1-2 diş sarımsak, ezilmiş
75 ml/5 yemek kaşığı eritilmiş tereyağı veya margarin
175 gr/6 oz/1½ su bardağı Emmental veya Gruyère (İsviçre) peyniri
Tuz ve taze çekilmiş karabiber
300 ml/½ pt/1¼ su bardağı tam yağlı süt
Kırmızı biber

Patatesleri yumuşatmak için büyük bir kaseye koyun ve kaynar su ile örtün. 10 dakika bekletin, sonra boşaltın. Sarımsakları tereyağı veya margarinle birleştirin. Derin 25 cm/10 çapında bir tepsiyi yağlayın. Patatesle başlayıp, bitene kadar, tabağı alternatif katmanlar halinde patates dilimleri, peynirin üçte ikisi ve tereyağı karışımının üçte ikisi ile doldurun, katmanların arasına tuz ve karabiber serpin. Sütü dikkatlice tabağın kenarına dökün, ardından kalan peynir ve sarımsaklı tereyağını üzerine serpin. Kırmızı biber serpin. Üzerini streç filmle (plastik sargı) örtün ve buharın çıkması için iki kez kesin. Tabağı dört kez çevirerek 20 dakika boyunca Tam olarak pişirin. Patatesler, makarna gibi biraz al dente olmalıdır, ancak daha yumuşak olmasını isterseniz, 3–5 dakika daha Tam ayarda pişirin. 5 dakika beklettikten sonra üzerini açıp servis yapın.

Savoyard Patates

Servis 6

Dauphine Patates için olduğu gibi hazırlayın, ancak süt yerine stok veya yarı beyaz şarap ve yarı stok kullanın.

şato patates

Servis 6

Dauphine Patates için olduğu gibi hazırlayın, ancak süt yerine orta elma şarabı kullanın.

Badem Ezmesi Soslu Patates

4-5 kişilik

450 g/1 lb yeni patates, soyulmamış ve temizlenmiş
30 ml/2 yemek kaşığı su
75 gr/3 oz/1/3 su bardağı tuzsuz (tatlı) tereyağı
75 g/3 oz/¾ fincan kuşbaşı (kıyılmış) badem, kızarmış ve ufalanmış
15 ml/1 yemek kaşığı taze limon suyu

Patatesleri suyla birlikte 1,5 litre/2½ pt/6 fincanlık bir kaba koyun. Üzerini streç filmle (plastik sargı) örtün ve buharın çıkması için iki kez kesin. İhale edilene kadar 11-12 dakika boyunca Tam olarak pişirin. Sosu hazırlarken beklemeye bırakın. Tereyağını bir ölçüm sürahisine koyun ve 2–2½ dakika boyunca Buz Çözmede açık olarak eritin. Kalan malzemeyi karıştırın. Süzülen patatesler ile karıştırıp servis yapın.

Hardal ve Limonlu Domates

4 kişilik

Taze bir lezzet, domatesleri, kuzu ve kümes hayvanlarının yanı sıra somon ve uskumru ile yan yemek olarak çekici kılar.

4 büyük domates, yatay olarak yarıya
Tuz ve taze çekilmiş karabiber
5 ml/1 çay kaşığı ince rendelenmiş limon kabuğu
30 ml/2 yemek kaşığı tam tahıllı hardal
1 misket limonunun suyu

Domatesleri bir daire içinde dikin, kenarlarını yukarıya doğru kesin, büyük bir tabağın kenarını yuvarlayın. Tuz ve karabiber serpin. Kalan malzemeleri iyice karıştırın ve domateslerin üzerine yayın. Plakayı üç kez çevirerek 6 dakika boyunca ağzı açık halde pişirin. 1 dakika beklemesine izin verin.

kızarmış salatalık

4 kişilik

1 salatalık, soyulmuş
30 ml/2 yemek kaşığı tereyağı veya margarin, mutfak sıcaklığında
2.5–5 ml/½–1 çay kaşığı tuz
30 ml/2 yemek kaşığı ince kıyılmış maydanoz veya kişniş (kişniş)
yaprağı

Salatalığı çok ince dilimleyin, 30 dakika bekletin, ardından temiz bir havluyla (bulaşık bezi) sıkın. Tereyağı veya margarini 1,25 litre/2¼ pt/5½ fincanlık bir kaba koyun ve üzerini açmadan 1–1½ dakika boyunca Buz Çözmede eritin. Salatalık ve tuzu karıştırın, tereyağı ile iyice kaplanana kadar hafifçe savurun. Bir tabakla örtün ve iki kez karıştırarak 6 dakika Full pişirin. Maydanozu veya kişnişi ortaya çıkarın ve karıştırın.

Pernod ile Kızarmış Salatalık

4 kişilik

Kızarmış Salatalık gibi hazırlayın, ancak salatalık ile birlikte 15 ml/1 yemek kaşığı Pernod ekleyin.

İlik Espagnole

4 kişilik

Kümes hayvanları ve balıkları tamamlayacak bir yaz garnitürü.

15 ml/1 yemek kaşığı zeytinyağı
1 büyük soğan, soyulmuş ve doğranmış
3 büyük domates, beyazlatılmış, kabuğu soyulmuş ve doğranmış
450 g/1 lb ilik (kabak), soyulmuş ve küp doğranmış
15 ml/1 yemek kaşığı mercanköşk veya kekik, doğranmış
5 ml/1 çay kaşığı tuz
Taze çekilmiş karabiber

Yağı 1,75 litre/3 pt/7½ fincanlık bir kapta, kapağı açık halde 1 dakika boyunca Dolu olarak ısıtın. Soğanı ve domatesi karıştırın. Bir tabakla örtün ve 3 dakika boyunca Full pişirin. Kalan tüm malzemeleri karıştırın, tadı biber ekleyin. Bir tabakla örtün ve ilik yumuşayıncaya kadar 8-9 dakika Tam olarak pişirin. 3 dakika beklemeye bırakın.

Kabak ve Domates Grateni

4 kişilik

3 domates, beyazlatılmış, kabuğu soyulmuş ve iri doğranmış
4 kabak (kabak), tepesinde, kuyruklu ve ince dilimlenmiş
1 soğan, doğranmış
15 ml/1 yemek kaşığı malt veya pirinç sirkesi
30 ml/2 yemek kaşığı kıyılmış maydanoz
1 diş sarımsak, ezilmiş
Tuz ve taze çekilmiş karabiber
75 ml/5 yemek kaşığı Cheddar veya Emmental peyniri, rendelenmiş

Domatesleri, kabakları, soğanı, sirkeyi, maydanozu ve sarımsağı 20 cm/8 çapında derin bir tabağa koyun. Tatmak için baharatlayın ve iyice karıştırın. Üzerini streç filmle (plastik sargı) örtün ve buharın çıkması için iki kez kesin. Tabağı üç kez çevirerek 15 dakika boyunca Dolu pişirin. Üzerini kapatıp peynir serpin. Ya geleneksel olarak ızgara (broiler) altında kızartın ya da zaman kazanmak için mikrodalgaya geri dönün ve peynir kabarcıklanıp eriyene kadar 1-2 dakika Tam ayarda ısıtın.

Ardıç Meyveli Kabak

4-5 kişilik

8 ardıç meyvesi
30 ml/2 yemek kaşığı tereyağı veya margarin
450 gr/1 lb kabak (kabak), tepesi alınmış, kuyruklu ve ince dilimlenmiş
2.5 ml/½ çay kaşığı tuz
30 ml/2 yemek kaşığı ince kıyılmış maydanoz

Ardıç meyvelerini tahta kaşığın arkasıyla hafifçe ezin. Tereyağı veya margarini 20 cm/8 çapında derin bir tabağa koyun. Açıkta eritin, 1–1½ dakika boyunca Defrost'ta. Ardıç meyvelerini, kabakları ve tuzu karıştırın ve tabağın tabanını kaplayacak şekilde eşit bir tabaka halinde yayın. Üzerini streç filmle (plastik sargı) örtün ve buharın çıkması için iki kez kesin. Tabağı dört kez çevirerek 10 dakika boyunca Tam olarak pişirin. 2 dakika beklemeye bırakın. Üstünü açıp maydanoz serpin.

Pernod ile Tereyağlı Çin Yaprakları

4 kişilik

Beyaz lahana ve sert marul arasındaki doku ve lezzette bir çapraz olan Çin yaprakları, oldukça prezentabl pişmiş bir sebzedir ve hassas ve ince bir anason ipucu ekleyen Pernod'un eklenmesiyle büyük ölçüde zenginleştirilmiştir.

675 g/1½ lb Çin yaprağı, kıyılmış
50 gr/2 oz/¼ fincan tereyağı veya margarin
15 ml/1 yemek kaşığı Pernod
2.5–5 ml/½–1 çay kaşığı tuz

Rendelenmiş yaprakları 2 litre/3½ pt/8½ fincanlık bir kaba koyun. Ayrı bir kapta tereyağı veya margarini 2 dakika Defrost'ta eritin. Pernod ve tuzla birlikte lahanaya ekleyin ve karıştırmak için hafifçe atın. Bir tabakla örtün ve iki kez karıştırarak 12 dakika boyunca Tam pişirin. Servis yapmadan önce 5 dakika bekletin.

Çin usulü fasulye filizi

4 kişilik

450 g/1 lb taze fasulye filizi
10 ml/2 çay kaşığı koyu soya sosu
5 ml/1 çay kaşığı Worcestershire sosu
5 ml/1 çay kaşığı soğan tuzu

Tüm malzemeleri geniş bir karıştırma kabında harmanlayın. 20 cm/8 inç çapında derin bir güveç kabına (Hollanda fırını) aktarın. Bir tabakla örtün ve 5 dakika boyunca Full pişirin. 2 dakika bekletin, sonra karıştırın ve servis yapın.

Portakallı Havuç

4-6 kişilik

50 gr/2 oz/¼ fincan tereyağı veya margarin
450 gr/1 lb havuç, rendelenmiş
1 soğan, rendelenmiş
15 ml/1 yemek kaşığı taze portakal suyu
5 ml/1 çay kaşığı ince rendelenmiş portakal kabuğu
5 ml/1 çay kaşığı tuz

Tereyağı veya margarini 20 cm/8 çapında derin bir tabağa koyun. 1½ dakika boyunca Defrost'ta açıkta eritin. Kalan tüm malzemeleri ekleyip iyice karıştırın. Üzerini streç filmle (plastik sargı) örtün ve buharın çıkması için iki kez kesin. Tabağı iki kez çevirerek 15 dakika boyunca Dolu pişirin. Servis yapmadan önce 2-3 dakika bekletin.

kızarmış hindiba

4 kişilik

Hafif kuşkonmaz tadı olan alışılmadık bir sebze garnitürü. Yumurta ve kümes hayvanları yemekleri ile servis yapın.

4 kafa hindiba (Belçika hindibası)
30 ml/2 yemek kaşığı tereyağı veya margarin
1 sebze suyu küpü
15 ml/1 yemek kaşığı kaynar su
2.5 ml/½ çay kaşığı soğan tuzu
30 ml/2 yemek kaşığı limon suyu

Hindibayı kesin, zedelenmiş veya hasar görmüş dış yaprakları atın. Acıyı azaltmak için her birinin tabanından koni şeklindeki bir çekirdeği çıkarın. Hindibayı kalın dilimler halinde 1,5 cm/½ şeklinde kesin ve 1,25 litre/2¼ pt/5½ fincan güveç kabına (Hollanda fırını) koyun. Tereyağı veya margarini ayrı ayrı Buz Çözmede 1½ dakika eritin. Hindibanın üzerine dökün. Küpü kaynar suya parçalayın, ardından tuz ve limon suyunu ekleyin. Hindiba üzerine kaşık. Üzerini streç filmle (plastik sargı) örtün ve buharın çıkması için iki kez kesin. Tabağı üç kez çevirerek 9 dakika boyunca Dolu pişirin. Tabaktaki meyve suları ile servis yapmadan önce 1 dakika bekletin.

Kireç ile Kızarmış Havuç

4 kişilik

Et yahnileri ve av eti için tasarlanmış, yoğun turuncu renkli bir havuç yemeği.

450 g/1 lb havuç, ince dilimlenmiş
60 ml/4 yemek kaşığı kaynatma suyu
30 ml/2 yemek kaşığı tereyağı
1.5 ml/¼ çay kaşığı zerdeçal
5 ml/1 çay kaşığı ince rendelenmiş limon kabuğu

Havuçları kaynar su ile birlikte 1,25 litre/2¼ pt/5½ fincanlık bir kaba koyun. Üzerini streç filmle (plastik sargı) örtün ve buharın çıkması için iki kez kesin. Tabağı üç kez çevirerek 9 dakika boyunca Dolu pişirin. 2 dakika beklemeye bırakın. Boşaltmak. Hemen tereyağı, zerdeçal ve limon kabuğunu atın. Hemen yiyin.

Sherry'de rezene

4 kişilik

900 g/2 lb rezene

50 gr/2 oz/¼ fincan tereyağı veya margarin

2.5 ml/½ çay kaşığı tuz

7.5 ml/1½ çay kaşığı Fransız hardalı

30 ml/2 yemek kaşığı orta kuru şeri

2.5 ml/½ çay kaşığı kurutulmuş veya 5 ml/1 çay kaşığı doğranmış taze tarhun

Rezeneyi yıkayıp kurulayın. Kahverengi alanları atın, ancak 'parmaklarda' ve yeşil yapraklarda bırakın. Tereyağı veya margarini, buz çözme üzerinde 1½ –2 dakika eritin. Kalan malzemeleri yavaşça çırpın. Her rezene başını dörde bölün ve 25 cm/10 çapında derin bir tabağa koyun. Tereyağı karışımı ile kaplayın. Bir tabakla örtün ve tabağı dört kez çevirerek 20 dakika boyunca Tam olarak pişirin. Servis yapmadan önce 7 dakika bekletin.

Jambonlu Şarapta Kızarmış Pırasa

4 kişilik

5 dar pırasa, toplamda yaklaşık 450g/1 lb
30 ml/2 yemek kaşığı tereyağı veya margarin, mutfak sıcaklığında
225 g/8 oz/2 su bardağı pişmiş jambon, doğranmış
60 ml/4 yemek kaşığı kırmızı şarap
Tuz ve taze çekilmiş karabiber

Pırasaların tüylü uçlarını kesin, ardından her birinden 10 cm/4 inç yeşil 'etek' hariç hepsini kesin. Pırasaları dikkatlice neredeyse en üste kadar uzunlamasına ikiye bölün. Herhangi bir toprağı veya kumu çıkarmak için soğuk akan su altında yapraklar arasında iyice yıkayın. Tereyağı veya margarini 25 x 20 cm/10 x 8'lik bir tabağa koyun. 1–1½ dakika boyunca Defrost'ta eritin, ardından tabanı ve yanları fırçalayın. Pırasaları tabanın üzerine tek sıra olacak şekilde dizin. Jambon ve şarap serpin ve baharatlayın. Üzerini streç filmle (plastik sargı) örtün ve buharın çıkması için iki kez kesin. Tabağı iki kez çevirerek 15 dakika boyunca Dolu pişirin. 5 dakika beklemeye bırakın.

Güveçte Pırasa

4 kişilik

5 dar pırasa, toplamda yaklaşık 450g/1 lb
30 ml/2 yemek kaşığı tereyağı veya margarin
60 ml/4 yemek kaşığı sebze suyu
Tuz ve taze çekilmiş karabiber

Pırasaların tüylü uçlarını kesin, ardından her birinden 10 cm/4 inç yeşil 'etek' hariç hepsini kesin. Pırasaları dikkatlice neredeyse en üste kadar uzunlamasına ikiye bölün. Herhangi bir toprağı veya kumu çıkarmak için soğuk akan su altında yapraklar arasında iyice yıkayın. 1,5 cm/½ kalınlığında dilimler halinde kesin. 1,75 litre/3 pt/7½ fincan güveç kabına (Hollanda fırını) koyun. Ayrı bir kapta tereyağı veya margarini 1½ dakika Defrost'ta eritin. Stoku ekleyin ve tatmak için iyice baharatlayın. Pırasaların üzerine kaşık. Bir tabakla örtün ve iki kez karıştırarak 10 dakika boyunca Tam pişirin.

Güveç Kereviz

4 kişilik

Güveç Pırasa için olduğu gibi hazırlayın, ancak pırasa yerine 450 g/1 lb yıkanmış kereviz koyun. Dilerseniz küçük doğranmış bir soğan ekleyin ve 1½ dakika daha pişirin.

etli biber

4 kişilik

4 adet yeşil (dolmalık) biber
30 ml/2 yemek kaşığı tereyağı veya margarin
1 soğan, ince doğranmış
225 g/8 oz/2 su bardağı yağsız kıyılmış (öğütülmüş) sığır eti
30 ml/2 yemek kaşığı uzun taneli pirinç
5 ml/1 çay kaşığı kuru karışık otlar
5 ml/1 çay kaşığı tuz
120 ml/4 fl oz/¼ su bardağı sıcak su

Biberlerin üst kısımlarını kesin ve saklayın. Her biberden iç lifleri ve tohumları atın. Her tabandan ince bir şerit kesin, böylece devrilmeden dik dururlar. Tereyağı veya margarini bir tabağa koyun ve 1 dakika boyunca Tam olarak ısıtın. Soğanı ekleyin. Açılmamış halde 3 dakika boyunca Dolu'da pişirin. Eti çatalla kırarak karıştırın. Açılmamış halde 3 dakika boyunca Dolu'da pişirin. Pirinç, otlar, tuz ve 60 ml/4 yemek kaşığı suyu karıştırın. Karışımı biberlerin içine dökün. Temiz bir derin tabak içinde dik ve birbirine yakın düzenleyin. Kapakları kapatın ve kalan suyu sos için biberlerin etrafındaki tabağa dökün. Üzerini streç filmle (plastik sargı) örtün ve buharın çıkması için iki kez kesin. Tabağı iki kez çevirerek 15 dakika boyunca Dolu pişirin. Servis yapmadan önce 10 dakika bekletin.

Domatesli Etli Biber Dolması

4 kişilik

Et Doldurulmuş Biberler gibi hazırlayın, ancak su yerine 10 ml/2 çay kaşığı pudra şekeri (çok ince) şekerle tatlandırılmış domates suyu koyun.

Limonlu ve Kekikli Hindi Biber Dolması

4 kişilik

Etli Biber Dolması gibi hazırlayın, ancak sığır eti yerine kıyılmış (öğütülmüş) hindi ve karışık otlar için 2,5 ml/½ çay kaşığı kekik kullanın. 5 ml/1 çay kaşığı ince rendelenmiş limon kabuğu ekleyin.

Polonya Tarzı Kremalı Mantar

Servis 6

Mantarların herhangi bir masada gurur duyduğu Polonya ve Rusya'da sıradan. Yeni patates ve haşlanmış yumurta ile yiyin.

30 ml/2 yemek kaşığı tereyağı veya margarin
450 g/1 lb düğme mantar
30 ml/2 yemek kaşığı mısır unu (mısır nişastası)
30 ml/2 yemek kaşığı soğuk su
300 ml/½ pt/1 ¼ su bardağı ekşi (süt ekşi) krema
10 ml/2 çay kaşığı tuz

Tereyağı veya margarini 2,25 litre/4 pt/10 fincanlık derin bir kaba koyun. 1½ dakika boyunca Defrost'ta açıkta eritin. Mantarları karıştırın. Bir tabakla örtün ve iki kez karıştırarak 5 dakika boyunca Tam pişirin. Mısır ununu suyla pürüzsüz bir şekilde karıştırın ve kremayı karıştırın. Yavaşça mantarlara karıştırın. Daha önce olduğu gibi örtün ve üç kez karıştırarak, kalın ve kremsi olana kadar 7-8 dakika Tam olarak pişirin. Tuz serpin ve hemen yiyin.

kırmızı biber mantarı

Servis 6

Polonya usulü Kremalı Mantarlar gibi hazırlayın, ancak eritmeden önce tereyağı veya margarine 1 diş ezilmiş sarımsak ekleyin. 15 ml/1 yemek kaşığı domates püresi (salça) ve kırmızı biber ile mantarları karıştırın. Küçük makarna ile servis yapın.

Körili Mantar

Servis 6

Polonya usulü Kremalı Mantarlar gibi hazırlayın, ancak eritmeden önce tereyağına veya margarine 15–30 ml/1–2 yemek kaşığı hafif köri ezmesi ve bir diş ezilmiş sarımsak ekleyin. Krema için kalın sade yoğurdu koyun ve tuzla birlikte 10 ml/2 çay kaşığı pudra şekeri (çok ince) ilave edin. Pirinçle servis yapın.

Mercimek Dhal

6-7 kişilik

Hindistan'daki kökleriyle belirgin bir şekilde Doğulu olan bu Mercimek Dhal, sayısız baharatla zarif bir şekilde tatlandırılmıştır ve körilere eşlik olarak veya besleyici ve eksiksiz bir yemek olarak tek başına pirinçle servis edilebilir.

50 gr/2 oz/¼ fincan ghee, tereyağı veya margarin

4 soğan, doğranmış

1-2 diş sarımsak, ezilmiş

225 g/8 oz/1 1/3 su bardağı portakal mercimek, iyice durulanmış

5 ml/1 çay kaşığı zerdeçal

5 ml/1 çay kaşığı kırmızı biber

2.5 ml/½ çay kaşığı öğütülmüş zencefil

20 ml/4 çay kaşığı garam masala

1.5 ml/¼ çay kaşığı acı biber

4 yeşil kakule kabuğundan elde edilen tohumlar

15 ml/1 yemek kaşığı domates püresi (salça)

750 ml/1¼ puan/3 su bardağı kaynar su

7,5 ml/1½ çay kaşığı tuz

Kıyılmış kişniş (kişniş) yaprakları, süslemek için

1.75 litre/3 pt/7½ fincan güveç kabına (Hollanda fırını) ghee, tereyağı veya margarini koyun. 1 dakika boyunca Tam açık olarak ısıtın. Soğanları ve sarımsağı karıştırın. Bir tabakla örtün ve 3 dakika boyunca Full pişirin. Kalan tüm malzemeleri ilave edin ve bir tabakla örtün ve dört kez karıştırarak 15 dakika Tam pişirin. 3 dakika beklemeye bırakın. Kişisel zevkiniz için çok kalınsa, biraz ekstra kaynar su ile inceltin. Kişniş ile süsleyerek servis yapmadan önce çatalla kabartın.

Soğanlı ve Domatesli Dhal

6-7 kişilik

3 soğan

50 gr/2 oz/¼ fincan ghee, tereyağı veya margarin

1-2 diş sarımsak, ezilmiş

225 g/8 oz/1 1/3 su bardağı portakal mercimek, iyice durulanmış

3 domates, beyazlatılmış, kabuğu soyulmuş ve doğranmış

5 ml/1 çay kaşığı zerdeçal

5 ml/1 çay kaşığı kırmızı biber

2.5 ml/½ çay kaşığı öğütülmüş zencefil

20 ml/4 çay kaşığı garam masala

1.5 ml/¼ çay kaşığı acı biber

4 yeşil kakule kabuğundan elde edilen tohumlar

15 ml/1 yemek kaşığı domates püresi (salça)

750 ml/1¼ puan/3 su bardağı kaynar su

7,5 ml/1½ çay kaşığı tuz

1 büyük soğan, ince dilimlenmiş

10 ml/2 çay kaşığı ayçiçek veya mısır yağı

1 soğanı ince ince dilimleyin ve kalanını doğrayın. 1.75 litre/3 pt/7½ fincan güveç kabına (Hollanda fırını) ghee, tereyağı veya margarini koyun. 1 dakika boyunca Tam açık olarak ısıtın. Doğranmış soğan ve sarımsağı karıştırın. Bir tabakla örtün ve 3 dakika boyunca Full pişirin. Kalan tüm malzemeleri karıştırın. Bir tabakla örtün ve dört kez

karıştırarak 15 dakika Full pişirin. 3 dakika beklemeye bırakın. Kişisel zevkiniz için çok kalınsa, biraz ekstra kaynar su ile inceltin. Dilimlenmiş soğanı halkalara ayırın ve hafif altın rengi ve gevrek olana kadar geleneksel olarak yağda kızartın (soteleyin). Soğan halkaları ile süslenmiş servis yapmadan önce dhal'ı bir çatalla kabartın. (Alternatif olarak, dilimlenmiş soğanı çıkarın ve bunun yerine süpermarketlerde satılan hazır kızarmış soğanlarla süsleyin.)

Sebze Madraları

4 kişilik

25 gr/1 oz/2 yemek kaşığı ghee veya 15 ml/1 yemek kaşığı yerfıstığı (fıstık) yağı

1 soğan, soyulmuş ve doğranmış

1 pırasa, doğranmış ve doğranmış

2 diş sarımsak, ezilmiş

15 ml/1 yemek kaşığı sıcak köri tozu

5 ml/1 çay kaşığı öğütülmüş kimyon

5 ml/1 çay kaşığı garam masala

2.5 ml/½ çay kaşığı zerdeçal

1 küçük limonun suyu

150 ml/¼ pt/2/3 su bardağı sebze suyu

30 ml/2 yemek kaşığı domates püresi (salça)

30 ml/2 yemek kaşığı kavrulmuş kaju fıstığı

450 g/1 lb karışık pişmiş kök sebzeler, doğranmış

175 g/6 oz/¾ fincan kahverengi pirinç, haşlanmış

Popadomlar, hizmet etmek için

2,5 litre/4½ pt/11 fincanlık bir kaba ghee veya yağı koyun. 1 dakika boyunca Tam açık olarak ısıtın. Soğan, pırasa ve sarımsağı ekleyip iyice karıştırın. Açılmamış halde 3 dakika boyunca Dolu'da pişirin. Köri tozu, kimyon, garam masala, zerdeçal ve limon suyunu ekleyin. Kapağı açmadan, Dolu ayarda iki kez karıştırarak 3 dakika pişirin. Et suyu, domates püresi ve kaju fıstığını ekleyin. Ters çevrilmiş bir plaka ile örtün ve 5 dakika boyunca Tam pişirin. Sebzeleri karıştırın. Daha önce olduğu gibi örtün ve 4 dakika boyunca Tam olarak ısıtın. Kahverengi pirinç ve popadomlarla servis yapın.

Karışık Sebzeli Köri

Servis 6

1,6 kg/3½ lb karışık sebzeler, örneğin kırmızı veya yeşil (dolmalık)
biber; kabak (kabak); soyulmamış patlıcan (patlıcan); havuçlar;
patates; Brüksel lahanası veya brokoli; soğanlar; pırasa
30 ml/2 yemek kaşığı yer fıstığı (fıstık) veya mısır yağı
2 diş sarımsak, ezilmiş
60 ml/4 yemek kaşığı domates püresi (salça)
45 ml/3 yemek kaşığı garam masala
30 ml/2 yemek kaşığı hafif, orta veya sıcak köri tozu
5 ml/1 çay kaşığı öğütülmüş kişniş (kişniş)
5 ml/1 çay kaşığı öğütülmüş kimyon
15 ml/1 yemek kaşığı tuz
1 büyük defne yaprağı
400 g/14 oz/1 büyük kutu doğranmış domates
15 ml/1 yemek kaşığı pudra (çok ince) şeker
150 ml/¼ pt/2/3 su bardağı kaynar su
250 g/9 oz/cömert 1 su bardağı basmati veya uzun taneli pirinç,
haşlanmış
Servis için süzme yoğurt

Tüm sebzeleri türüne göre hazırlayın. Küçük küpler halinde kesin veya uygun olduğunda dilimleyin. 2.75 litre/5 pt/12 fincanlık derin bir kaba koyun. Kaynar su ve pirinç hariç kalan tüm malzemeleri karıştırın. Büyük bir tabakla örtün ve sebzeler yumuşayana, ancak ısırmaya devam edene kadar dört kez karıştırarak 25-30 dakika Tam olarak pişirin. Defne yaprağını çıkarın, suyla karıştırın ve baharatları tadına göre ayarlayın - köri için ekstra tuz gerekebilir. Pirinç ve bir kase kalın sade yoğurt ile servis yapın.

Jöleli Akdeniz Salatası

Servis 6

300 ml/½ pt/1¼ su bardağı soğuk sebze suyu veya sebze pişirme suyu
15 ml/1 yemek kaşığı toz jelatin
45 ml/3 yemek kaşığı domates suyu
45 ml/3 yemek kaşığı kırmızı şarap
1 yeşil (dolmalık) biber, çekirdekleri çıkarılmış ve şeritler halinde kesilmiş
2 domates, beyazlatılmış, kabuğu soyulmuş ve doğranmış
30 ml/2 yemek kaşığı süzülmüş kapari
50g /2 oz/¼ fincan doğranmış kornişon (kornişon)
12 adet doldurulmuş zeytin, dilimlenmiş
10 ml/2 tatlı kaşığı hamsi sosu

45 ml/3 yemek kaşığı et suyu veya sebze pişirme suyunu bir kaseye dökün. Jelatini karıştırın. 5 dakika yumuşaması için bekletin. 2–2½ dakika boyunca Defrost'ta açıkta eritin. Kalan stoğu domates suyu ve şarapla karıştırın. Soğuyunca üzerini örtün, ardından kalınlaşmaya ve sertleşmeye başlayana kadar soğutun. Biber şeritlerini bir kaseye koyun ve kaynar su ile örtün. Yumuşatmak için 5 dakika bekletin, sonra boşaltın. Domatesleri ve biber şeritlerini kalan tüm malzemelerle birlikte katılaşan jöleye karıştırın. 1,25 litre/2¼ pt/5½ fincan ıslatılmış jöle kalıbına veya leğene aktarın. Sertleşene kadar birkaç saat boyunca örtün ve soğutun. Servis yapmak için kalıbı veya leğeni gevşetmek için sıcak su dolu kasenin içine ve dışına batırın, ardından sıcak, ıslak

bir bıçağı yavaşça kenarlarından geçirin. Servis yapmadan önce ıslatılmış bir tabağa ters çevirin. (Islatma, jölenin yapışmasını durdurur.)

Jöleli Yunan Salatası

Servis 6

Jöleli Akdeniz Salatası gibi hazırlayın, ancak kapari ve kornişonları (kornişonları) çıkarın. 125 gr/4 oz/1 su bardağı ince doğranmış beyaz peynir ve 1 küçük doğranmış soğanı ekleyin. Doldurma yerine çekirdeksiz (çekirdeksiz) siyah zeytin koyun.

Jöleli Rus Salatası

Servis 6

Jöleli Akdeniz Salatası gibi hazırlayın, ancak domates suyu ve şarap için 90 ml/6 yemek kaşığı mayonez ve domates ve (dolmalık) biber için 225 gr/8 oz/2 bardak doğranmış havuç ve patates kullanın. 30 ml/2 yemek kaşığı pişmiş bezelye ekleyin.

Hardallı Mayonezli Alabaş Salatası

Servis 6

900 g/2 lb alabaş
75 ml/5 yemek kaşığı kaynar su
5 ml/1 çay kaşığı tuz
10 ml/2 çay kaşığı limon suyu
60-120 ml/4-6 yemek kaşığı kalın mayonez
10–20 ml/2–4 çay kaşığı tam tahıllı hardal
Dilimlenmiş turp, süslemek için

Alabaşları kalın bir şekilde soyun, iyice yıkayın ve her bir başı sekiz parçaya bölün. 1,25 litre/3 pt/7½ fincan su, tuz ve limon suyuyla birlikte yerleştirin. Üzerini streç filmle (plastik sargı) örtün ve buharın çıkması için iki kez kesin. Tencereyi yumuşayana kadar üç kez çevirerek 10-15 dakika boyunca Tam olarak pişirin. Süzün ve dilimleyin veya doğrayın ve bir karıştırma kabına koyun. Mayonez ve hardalı karıştırın ve alabaşları parçalar iyice kaplanana kadar bu karışıma atın. Servis tabağına alıp turp dilimleri ile süsleyin.

Pancar, Kereviz ve Elma Bardakları

Servis 6

60 ml/4 yemek kaşığı soğuk su
15 ml/1 yemek kaşığı toz jelatin
225 ml/8 fl oz/1 su bardağı elma suyu
30 ml/2 yemek kaşığı ahududu sirkesi
5 ml/1 çay kaşığı tuz
225 g/8 oz pişmiş (salatalıksız) pancar (kırmızı pancar), iri rendelenmiş
1 yeme (tatlı) elma, soyulmuş ve iri rendelenmiş
1 kereviz sapı, ince kibrit çöpleri şeklinde doğranmış
1 küçük soğan, doğranmış

45 ml/3 yemek kaşığı soğuk suyu küçük bir kaseye dökün ve jelatini karıştırın. 5 dakika yumuşaması için bekletin. 2–2½ dakika boyunca Defrost'ta açıkta eritin. Kalan soğuk suyu elma suyu, sirke ve tuzla karıştırın. Soğuyunca üzerini örtün, ardından kalınlaşmaya ve sertleşmeye başlayana kadar soğutun. Pancar, elma, kereviz ve soğanı parçalanmış jöleye ekleyin ve iyice birleşene kadar hafifçe karıştırın. Altı küçük ıslatılmış bardağa aktarın, ardından örtün ve sertleşip sertleşene kadar soğutun. Bireysel plakalara açın.

Sahte Waldorf Kupaları

Servis 6

Pancar, Kereviz ve Elma Bardakları için olduğu gibi hazırlayın, ancak sebze ve elma ile 30 ml/2 yemek kaşığı kıyılmış ceviz ekleyin.

Sarımsak, Mayonez ve Antep Fıstıklı Kereviz Salatası

Servis 6

900 g/2 lb kereviz (kereviz kökü)
300 ml/½ pt/1¼ su bardağı soğuk su
15 ml/1 yemek kaşığı limon suyu
7,5 ml/1½ çay kaşığı tuz
1 diş sarımsak, ezilmiş
45 ml/3 yemek kaşığı iri kıyılmış fıstık
60-120 ml/4-8 yemek kaşığı kalın mayonez
Süslemek için Radicchio yaprakları ve bütün antep fıstığı

Kerevizi kalın bir şekilde soyun, iyice yıkayın ve her bir başı sekiz parçaya bölün. Su, limon suyu ve tuz ile 2,25 litre/4 pt/10 fincanlık bir kaba koyun. Üzerini streç filmle (plastik sargı) örtün ve buharın çıkması için iki kez kesin. Tabağı dört kez çevirerek 20 dakika boyunca Tam olarak pişirin. Süzün ve dilimleyin ve bir karıştırma kabına koyun. Sarımsak ve kıyılmış antep fıstığını ekleyin. Hala sıcakken, kereviz parçaları tamamen kaplanana kadar mayonezle karıştırın. Bir servis tabağına aktarın. Servis yapmadan önce radicchio yaprakları ve antep fıstığı ile süsleyin, mümkünse hala biraz sıcakken.

Kıtasal Kereviz Salatası

4 kişilik

Güzel ve tamamlayıcı lezzetlerin birleşimi, bunu soğuk hindi ve tavla ile gitmek için uygun bir Noel salatası yapar.

750 g/1½ lb kereviz (kereviz kökü)
75 ml/5 yemek kaşığı kaynar su
5 ml/1 çay kaşığı tuz
10 ml/2 çay kaşığı limon suyu

Giyinme için:
30 ml/2 yemek kaşığı mısır veya ayçiçek yağı
15 ml/1 yemek kaşığı malt veya elma sirkesi
15 ml/1 yemek kaşığı hardal
2.5–5 ml/½–1 çay kaşığı kimyon tohumu
1.5 ml/¼ çay kaşığı tuz
5 ml/1 çay kaşığı pudra (çok ince) şeker
Taze çekilmiş karabiber

Kerevizi kalın bir şekilde soyun ve küçük küpler halinde kesin. 1,75 litre/3 pt/7½ fincanlık bir kaba koyun. Kaynayan suyu, tuzu ve limon suyunu ekleyin. Üzerini streç filmle (plastik sargı) örtün ve buharın çıkması için iki kez kesin. Tencereyi yumuşayana kadar üç kez çevirerek 10-15 dakika boyunca Tam olarak pişirin. Boşaltmak. Kalan tüm malzemeleri iyice çırpın. Sıcak kerevize ekleyin ve iyice fırlatın. Örtün ve soğumaya bırakın. Oda sıcaklığında servis yapın.

Pastırma ile Kereviz Salatası

4 kişilik

Kıta Kereviz Salatası için hazırlayın, ancak sosla aynı anda 4 dilim (dilim) domuz pastırması, kıtır kıtır (kızarmış) ve ufalanmış ekleyin.

Sıcak Soslu Biberli Yumurtalı Enginar Salatası

Servis 6

400 g/14 oz/1 büyük kutu enginar kalbi, süzülmüş
400 g/14 oz/1 büyük kutu kırmızı biber biberi, süzülmüş
10 ml/2 çay kaşığı kırmızı şarap sirkesi
60 ml/4 yemek kaşığı limon suyu
125 ml/4 fl oz/½ su bardağı zeytinyağı
1 diş sarımsak, ezilmiş
5 ml/1 çay kaşığı kontinental hardal
5 ml/1 çay kaşığı tuz
5 ml/1 çay kaşığı pudra (çok ince) şeker
4 büyük haşlanmış (sert pişmiş) yumurta, kabuklu ve rendelenmiş
225 gr/8 oz/2 su bardağı beyaz peynir, doğranmış

Enginarları ikiye bölün ve biberleri şeritler halinde kesin. Ortasında bir boşluk kalacak şekilde büyük bir tepsinin etrafına dönüşümlü olarak yerleştirin. Sirke, limon suyu, yağ, sarımsak, hardal, tuz ve şekeri küçük bir kaseye koyun. Açık, 1 dakika boyunca Dolu, iki kez vurarak ısıtın. Yumurtaları ve peyniri salatanın ortasındaki bir höyüğün içine koyun ve ılık sosun üzerine hafifçe kaşıklayın.

Adaçayı ve Soğan Dolması

225–275 g/8–10 oz/11/3–12/3 bardak yapar

Domuz eti için.

25 gr/1 oz/2 yemek kaşığı tereyağı veya margarin
2 soğan, önceden kaynatılmış (bkz. sayfa 45), doğranmış
125 gr/4 oz/2 su bardağı beyaz veya kahverengi ekmek kırıntıları
5 ml/1 tatlı kaşığı kuru adaçayı
Biraz su veya süt
Tuz ve taze çekilmiş karabiber

Tereyağı veya margarini 1 litre/1¾ pt/4¼ fincan kaba koyun. 1 dakika boyunca Tam açık olarak ısıtın. Soğanları karıştırın. Her dakika karıştırarak, kapağı açık olarak 3 dakika boyunca Dolu'da pişirin. Ekmek kırıntılarını ve adaçayı ve ufalanan bir kıvama gelmesi için yeterli su veya sütü karıştırın. Tatmak için mevsim. Soğukken kullanın.

Kereviz ve Pesto Dolması

225–275 g/8–10 oz/1 1/3–1 2/3 bardak yapar

Balık ve kümes hayvanları için.

Adaçayı ve Soğan Dolması için olduğu gibi hazırlayın, ancak soğan için 2 ince doğranmış kereviz sapı değiştirin. Baharatlandırmadan önce 10 ml/2 çay kaşığı yeşil pesto ile karıştırın.

Pırasa ve Domates Dolması

225–275 g/8–10 oz/1 1/3–1 2/3 bardak yapar

Et ve kümes hayvanları için.

25 gr/1 oz/2 yemek kaşığı tereyağı veya margarin
2 pırasa, sadece beyaz kısmı, çok ince dilimler halinde kesilmiş
2 domates, beyazlatılmış, kabuğu soyulmuş ve doğranmış
125 gr/4 oz/2 su bardağı taze beyaz ekmek kırıntıları
Tuz ve taze çekilmiş karabiber
Gerekirse tavuk suyu

Tereyağı veya margarini 1 litre/1¾ pt/4¼ fincan kaba koyun. 1 dakika boyunca Tam açık olarak ısıtın. Pırasaları karıştırın. Üç kez karıştırarak 3 dakika boyunca kapağı açık olarak Tam ayarda pişirin. Domatesleri ve ekmek kırıntılarını karıştırın ve tatmak için mevsim. Gerekirse stok ile bağlayın. Soğukken kullanın.

domuz pastırması

225–275 g/8–10 oz/1 1/3–1 2/3 bardak yapar

Et, kümes hayvanları ve güçlü tadı olan balıklar için.

4 dilimlenmiş pastırma, küçük parçalar halinde doğranmış
25 gr/1 oz/2 yemek kaşığı tereyağı, margarin veya domuz yağı
125 gr/4 oz/2 su bardağı taze beyaz ekmek kırıntıları
5 ml/1 çay kaşığı Worcestershire sosu
5 ml/1 tatlı kaşığı hardal
2.5 ml/½ çay kaşığı kuru karışık otlar
Tuz ve taze çekilmiş karabiber
Gerekirse süt

Pastırmayı tereyağı, margarin veya domuz yağı ile 1 litre/1¾ pt/4¼ fincan tabağa koyun. Bir kez karıştırarak, 2 dakika boyunca Kapaksız pişirin. Ekmek kırıntılarını, Worcestershire sosunu, hardalı ve otları karıştırın ve tadına göre baharatlayın. Gerekirse sütle bağlayın.

Pastırma ve Kayısı Dolması

225–275 g/8–10 oz/1 1/3–1 2/3 bardak yapar

Kümes hayvanları ve oyun için

Bacon Stuffing için olduğu gibi hazırlayın, ancak 6 adet iyi yıkanmış ve iri kıyılmış kayısı yarısını otlarla birlikte ekleyin.

Mantar, Limon ve Kekik Dolması

225–275 g/8–10 oz/1 1/3–1 2/3 bardak yapar

Kümes hayvanları için.

25 gr/1 oz/2 yemek kaşığı tereyağı veya margarin
125 gr/4 ons düğme mantar, dilimlenmiş
5 ml/1 çay kaşığı ince rendelenmiş limon kabuğu
2.5 ml/½ çay kaşığı kuru kekik
1 diş sarımsak, ezilmiş
125 gr/4 oz/2 su bardağı taze beyaz ekmek kırıntıları
Tuz ve taze çekilmiş karabiber
Gerekirse süt

Tereyağı veya margarini 1 litre/1¾ pt/4¼ fincan kaba koyun. 1 dakika boyunca Tam açık olarak ısıtın. Mantarları karıştırın. Kapağı açmadan, Dolu ayarda iki kez karıştırarak 3 dakika pişirin. Limon kabuğu, kekik, sarımsak ve ekmek kırıntılarını karıştırın ve tadına göre baharatlayın. Sadece dolgu kuru tarafta kalırsa sütle bağlayın. Soğukken kullanın.

Mantar ve Pırasa Dolması

225–275 g/8–10 oz/11/3–12/3 bardak yapar

Kümes hayvanları, sebzeler ve balıklar için.

25 gr/1 oz/2 yemek kaşığı tereyağı veya margarin
1 pırasa, sadece beyaz kısmı, çok ince dilimlenmiş
125 gr/4 oz mantar, dilimlenmiş
125 gr/4 oz/2 su bardağı taze kahverengi ekmek kırıntıları
30 ml/2 yemek kaşığı kıyılmış maydanoz
Tuz ve taze çekilmiş karabiber
Gerekirse süt

Tereyağı veya margarini 1,25 litre/2¼ pt/5½ fincanlık bir kaba koyun. 1 dakika boyunca Tam açık olarak ısıtın. Pırasayı karıştırın. Bir kez karıştırarak, 2 dakika boyunca Kapaksız pişirin. Mantarları karıştırın. 2 dakika boyunca, iki kez karıştırarak, kapağı açık olarak, Dolu üzerinde pişirin. Ekmek kırıntılarını ve maydanozu karıştırın ve tatmak için mevsim. Sadece dolgu kuru tarafta kalırsa sütle bağlayın. Soğukken kullanın.

Jambon ve Ananas Doldurma

225–275 g/8–10 oz/11/3–12/3 bardak yapar

Kümes hayvanları için.

25 gr/1 oz/2 yemek kaşığı tereyağı veya margarin
1 soğan, ince doğranmış
1 taze ananas halkası, kabuğu soyulmuş ve eti doğranmış
75 gr/3 oz/¾ fincan pişmiş jambon, doğranmış
125 gr/4 oz/2 su bardağı taze beyaz ekmek kırıntıları
Tuz ve taze çekilmiş karabiber

Tereyağı veya margarini 1 litre/1¾ pt/4¼ fincan kaba koyun. 1 dakika boyunca Tam açık olarak ısıtın. Soğanı karıştırın. Bir kez karıştırarak, 2 dakika boyunca Kapaksız pişirin. Ananas ve jambonu karıştırın. 2 dakika boyunca, iki kez karıştırarak, kapağı açık olarak, Dolu üzerinde pişirin. Ekmek kırıntılarını çatallayın ve tatmak için mevsim. Soğukken kullanın.

Asya Mantarı ve Kaju Fıstığı Doldurma

225–275 g/8–10 oz/11/3–12/3 bardak yapar

Kümes hayvanları ve balıklar için.

25 gr/1 oz/2 yemek kaşığı tereyağı veya margarin
6 taze soğan (yeşil soğan), doğranmış
125 gr/4 oz mantar, dilimlenmiş
125 gr/4 oz/2 su bardağı taze kahverengi ekmek kırıntıları
45 ml/3 yemek kaşığı kaju fıstığı, kavrulmuş
30 ml/2 yemek kaşığı kişniş (kişniş) yaprağı
Tuz ve taze çekilmiş karabiber
Gerekirse soya sosu

Tereyağı veya margarini 1,25 litre/2¼ pt/5½ fincanlık bir kaba koyun. 1 dakika boyunca Tam açık olarak ısıtın. Soğanları karıştırın. Bir kez karıştırarak, 2 dakika boyunca Kapaksız pişirin. Mantarları karıştırın. 2 dakika boyunca, iki kez karıştırarak, kapağı açık olarak, Dolu üzerinde pişirin. Ekmek kırıntılarını, kaju fıstığını ve kişnişi karıştırın ve tadına göre baharatlayın. Doldurma kuru tarafta kalırsa soya sosuyla bağlayın. Soğukken kullanın.

Jambon ve Havuç Dolması

225–275 g/8–10 oz/1 1/3–1 2/3 bardak yapar

Kümes hayvanları, kuzu eti ve av hayvanları için.

Jambon ve Ananas Doldurma için hazırlayın, ancak ananas yerine 2 rendelenmiş havuç koyun.

Jambon, Muz ve Mısır Dolması

225–275 g/8–10 oz/1 1/3–1 2/3 bardak yapar

Kümes hayvanları için.

Jambon ve Ananas Doldurma için hazırlayın, ancak ananas için 1 küçük kaba ezilmiş muz kullanın. 30 ml/2 yemek kaşığı mısır (mısır) ile galeta unu ekleyin.

İtalyan Doldurma

225–275 g/8–10 oz/1 1/3–1 2/3 bardak yapar

Kuzu, kümes hayvanları ve balıklar için.

30 ml/2 yemek kaşığı zeytinyağı
1 diş sarımsak
1 kereviz sapı, ince doğranmış
2 domates, beyazlatılmış, kabuğu soyulmuş ve iri doğranmış
12 çekirdekli (çekirdeksiz) siyah zeytin, ikiye bölünmüş
10 ml/2 çay kaşığı doğranmış fesleğen yaprağı
Ciabatta gibi İtalyan ekmeğinden yapılmış 125 g/4 oz/2 su bardağı taze kırıntı
Tuz ve taze çekilmiş karabiber

Zeytinyağını 1 litre/1¾ pt/4¼ fincan tabağa koyun. 1 dakika boyunca Tam açık olarak ısıtın. Sarımsak ve kerevizi karıştırın. Bir kez karıştırarak 2½ dakika boyunca kapağı açık olarak pişirin. Kalan tüm malzemeleri karıştırın. Soğukken kullanın.

İspanyol Dolması

225–275 g/8–10 oz/11/3–12/3 bardak yapar

Güçlü balıklar ve kümes hayvanları için.

İtalyan Dolması gibi hazırlayın, ancak çekirdeksiz (çekirdeksiz) siyah zeytinler için yarıya doldurulmuş zeytinleri değiştirin. İtalyan ekmeği kırıntıları yerine sıradan beyaz ekmek kırıntıları kullanın ve 30 ml/2 yemek kaşığı kuşbaşı (kıyılmış) ve kızarmış badem ekleyin.

Portakal ve Kişniş Dolması

175 G/6 Oz/1 fincan yapar

Et ve kümes hayvanları için.

25 gr/1 oz/2 yemek kaşığı tereyağı veya margarin
1 küçük soğan, ince doğranmış
125 gr/4 oz/2 su bardağı taze beyaz ekmek kırıntıları
1 portakalın ince rendelenmiş kabuğu ve suyu
45 ml/3 yemek kaşığı ince doğranmış kişniş (kişniş) yaprağı
Tuz ve taze çekilmiş karabiber
Gerekirse süt

Tereyağı veya margarini 1 litre/1¾ pt/4¼ fincan kaba koyun. 1 dakika boyunca Tam açık olarak ısıtın. Soğanı karıştırın. Bir kez karıştırarak 3 dakika boyunca kapağı açık olarak pişirin. Kırıntıları, portakal kabuğunu, suyu ve kişnişi (kişniş) karıştırın ve tadına göre baharatlayın. Sadece dolgu kuru tarafta kalırsa sütle bağlayın. Soğukken kullanın.

Kireç ve Kişniş Dolması

175 g/6 oz/1 fincan yapar

Balık için.

Portakal ve Kişniş Dolması için olduğu gibi hazırlayın, ancak rendelenmiş kabuğu ve 1 limon suyunu portakalla değiştirin.

Portakal ve Kayısı Dolması

275 g/10 oz/12/3 bardak yapar

Zengin etler ve kümes hayvanları için.

125 gr/4 oz kuru kayısı, yıkanmış
Sıcak siyah çay
25 gr/1 oz/2 yemek kaşığı tereyağı veya margarin
1 küçük soğan, doğranmış
5 ml/1 çay kaşığı ince rendelenmiş portakal kabuğu
1 portakalın suyu
125 gr/4 oz/2 su bardağı taze beyaz ekmek kırıntıları
Tuz ve taze çekilmiş karabiber

Kayısıları en az 2 saat ılık çayda bekletin. Süzün ve makasla küçük parçalar halinde kesin. Tereyağı veya margarini 1,25 litre/2¼ pt/5½ fincanlık bir kaba koyun. 1 dakika boyunca Tam açık olarak ısıtın. Soğanı ekleyin. Bir kez karıştırarak, 2 dakika boyunca Kapaksız pişirin. Kayısılar dahil kalan tüm malzemeleri karıştırın. Soğukken kullanın.

Elma, Üzüm ve Ceviz Dolgusu

275 g/10 oz/12/3 bardak yapar

Domuz eti, kuzu eti, ördek ve kaz için.

25 gr/1 oz/2 yemek kaşığı tereyağı veya margarin
1 yeme (tatlı) elma, soyulmuş, dörde bölünmüş, özlü ve doğranmış
1 küçük soğan, doğranmış
30 ml/2 yemek kaşığı kuru üzüm
30 ml/2 yemek kaşığı kıyılmış ceviz
5 ml/1 çay kaşığı pudra (çok ince) şeker
125 gr/4 oz/2 su bardağı taze beyaz ekmek kırıntıları
Tuz ve taze çekilmiş karabiber

Tereyağı veya margarini 1,25 litre/2¼ pt/5½ fincanlık bir kaba koyun. 1 dakika boyunca Tam açık olarak ısıtın. Elma ve soğanı karıştırın. Bir kez karıştırarak, 2 dakika boyunca Kapaksız pişirin. Kalan tüm malzemeleri karıştırın. Soğukken kullanın.

Elma, Erik ve Brezilya Fıstığı Dolması

275 g/10 oz/12/3 bardak yapar

Kuzu ve hindi için.

Elmalı, Üzümlü ve Cevizli Doldurma için olduğu gibi hazırlayın, ancak kuru üzüm yerine 8 çekirdekli (çekirdeksiz) ve doğranmış kuru erik ve ceviz için 30 ml / 2 yemek kaşığı ince dilimlenmiş Brezilya fıstığı kullanın.

Elma, Hurma ve Fındık Dolması

275 g/10 oz/12/3 bardak yapar

Kuzu ve oyun için.

Elmalı, Üzümlü ve Cevizli Dolum için olduğu gibi hazırlayın, ancak kuru üzüm yerine 45 ml/3 yemek kaşığı doğranmış hurma ve ceviz yerine 30 ml/2 yemek kaşığı kavrulmuş ve kıyılmış fındık koyun.

Sarımsak, Biberiye ve Limon Dolması

175 g/6 oz/1 fincan yapar

Kuzu ve domuz eti için.

25 gr/1 oz/2 yemek kaşığı tereyağı veya margarin
2 diş sarımsak, ezilmiş
1 küçük limonun rendelenmiş kabuğu
5 ml/1 çay kaşığı kurutulmuş biberiye, ezilmiş
15 ml/1 yemek kaşığı kıyılmış maydanoz
125 gr/4 oz/2 su bardağı taze beyaz veya kahverengi ekmek kırıntıları
Tuz ve taze çekilmiş karabiber
Gerekirse süt veya kuru kırmızı şarap

Tereyağı veya margarini 1 litre/1¾ pt/4¼ fincan kaba koyun. 1 dakika boyunca Tam açık olarak ısıtın. Sarımsak ve limon kabuğunu katıp karıştırın. Üstü açık olarak 30 saniye boyunca Tam olarak ısıtın. Yuvarlak karıştırın ve biberiye, maydanoz ve ekmek kırıntılarını karıştırın. Tatmak için mevsim. Doldurma kuru tarafta kalırsa, süt veya şarapla bağlayın. Soğukken kullanın.

Parmesan Peynirli Sarımsak, Biberiye ve Limon Dolması

175 g/6 oz/1 fincan yapar.

Sığır eti için.

Sarımsak, Biberiye ve Limon Dolması için olduğu gibi hazırlayın, ancak 45 ml/3 yemek kaşığı rendelenmiş Parmesan peyniri ile galeta unu ekleyin.

Deniz Ürünleri Doldurma

275 g/10 oz/12/3 bardak yapar

Balık ve sebzeler için.

25 gr/1 oz/2 yemek kaşığı tereyağı veya margarin
125 gr/4 oz/1 su bardağı bütün soyulmuş karides (karides)
5 ml/1 çay kaşığı ince rendelenmiş limon kabuğu
125 gr/4 oz/2 su bardağı taze beyaz ekmek kırıntıları
1 yumurta, çırpılmış
Tuz ve taze çekilmiş karabiber
Gerekirse süt

Tereyağı veya margarini 1 litre/1¾ pt/4¼ fincan kaba koyun. 1 dakika boyunca Tam açık olarak ısıtın. Karidesleri, limon kabuğunu, ekmek kırıntılarını ve yumurtayı karıştırın ve tadına göre baharatlayın. Sadece dolgu kuru tarafta kalırsa sütle bağlayın. Soğukken kullanın.

Parma Jambon Dolması

275 g/10 oz/12/3 bardak yapar

Kümes hayvanları için.

Deniz Ürünleri Doldurma için hazırlayın, ancak karidesler (karides) için 75 g/3 oz/¾ fincan iri kıyılmış Parma jambonu kullanın.

sosisli dolma

275 g/10 oz/12/3 bardak yapar

Kümes hayvanları ve domuz eti için.

25 gr/1 oz/2 yemek kaşığı tereyağı veya margarin
225 g/8 oz/1 su bardağı domuz veya dana sosis eti
1 küçük soğan, rendelenmiş
30 ml/2 yemek kaşığı ince kıyılmış maydanoz
2.5 ml/½ çay kaşığı hardal tozu
1 yumurta, çırpılmış

Tereyağı veya margarini 1 litre/1¾ pt/4¼ fincan kaba koyun. 1 dakika boyunca Tam açık olarak ısıtın. Sosis ve soğanı karıştırın. Sosis etinin tamamen parçalandığından emin olmak için her dakika karıştırarak, ağzı açık şekilde Dolu üzerinde 4 dakika pişirin. Kalan tüm malzemeleri karıştırın. Soğukken kullanın.

sosis ve ciğer dolması

275 g/10 oz/12/3 bardak yapar

Kümes hayvanları için.

Sosis Dolması için olduğu gibi hazırlayın, ancak sosis etini 175 g/6 oz/¾ fincana düşürün. 50 gr/2 oz/½ fincan iri kıyılmış tavuk ciğeri ile sosis ve soğan ekleyin.

Sosis ve Mısır Dolması

275 g/10 oz/12/3 bardak yapar

Kümes hayvanları için.

Sosis Dolması gibi hazırlayın, ancak pişirme süresinin sonunda 30–45 ml/2–3 yemek kaşığı pişmiş mısır (mısır) ilave edin.

Sosis ve Portakal Doldurma

275 g/10 oz/12/3 bardak yapar

Kümes hayvanları için.

Sosis Dolması gibi hazırlayın, ancak pişirme süresinin sonunda 5-10 ml/1-2 çay kaşığı ince rendelenmiş portakal kabuğu ekleyin.

Yumurtalı Kestane Dolması

350 g/12 oz/2 bardak yapar

Kümes hayvanları için.

125 g/4 oz/1 su bardağı kuru kestane, gece boyunca suda ıslatılmış, daha sonra süzülmüş

25 gr/1 oz/2 yemek kaşığı tereyağı veya margarin

1 küçük soğan, rendelenmiş

1.5 ml/¼ çay kaşığı öğütülmüş hindistan cevizi

125 gr/4 oz/2 su bardağı taze kahverengi ekmek kırıntıları

5 ml/1 çay kaşığı tuz

1 büyük yumurta, dövülmüş

15 ml/1 yemek kaşığı duble (ağır) krema

Kestaneleri 1,25 litre/2¼ pt/5½ fincan güveç kabına (Hollanda fırını) koyun ve kaynar suyla kaplayın. 5 dakika beklemeye bırakın. Üzerini streç filmle (plastik sargı) örtün ve buharın çıkması için iki kez kesin. Kestaneler yumuşayıncaya kadar 30 dakika Full on pişirin. Süzün ve soğumaya bırakın. Küçük parçalara ayırın. Tereyağı veya margarini 1,25 litre/2¼ pt/5½ fincanlık bir kaba koyun. 1 dakika boyunca Tam açık olarak ısıtın. Soğanı ekleyin. Bir kez karıştırarak, 2 dakika boyunca Kapaksız pişirin. Kestane, hindistan cevizi, ekmek kırıntıları, tuz ve yumurtayı karıştırın. Krema ile birleştirin. Soğukken kullanın.

Kestane ve Kızılcık Dolması

350 g/12 oz/2 bardak yapar

Kümes hayvanları için.

Yumurtalı Kestane Dolması gibi hazırlayın, ancak yumurta yerine iç harcı 30–45 ml/2–3 yemek kaşığı kızılcık sosuyla bağlayın. Doldurma kuru tarafta kalırsa biraz krema ekleyin.

Kremalı Kestane Dolgusu

900 g/2 lb/5 bardak yapar

Kümes hayvanları ve balıklar için.

50 g/2 oz/¼ fincan tereyağı, margarin veya pastırma damlaması
1 soğan, rendelenmiş
500 g/1 lb 2 oz/2¼ bardak konserve şekersiz kestane püresi
225 g/8 oz/4 su bardağı taze beyaz ekmek kırıntıları
Tuz ve taze çekilmiş karabiber
2 yumurta, çırpılmış
Gerekirse süt

Tereyağı, margarini veya damlamayı 1¾ litre/3 pt/7½ fincanlık bir kaba koyun. 1½ dakika boyunca Tam açık olarak ısıtın. Soğanı ekleyin. Bir kez karıştırarak, 2 dakika boyunca Kapaksız pişirin. Kestane püresini, galeta unu, tuz ve karabiberi ve yumurtaları iyice karıştırın. Sadece dolgu kuru tarafta kalırsa sütle bağlayın. Soğukken kullanın.

Kremalı Kestane ve Sosis Dolması

900 g/2 lb/5 bardak yapar

Kümes hayvanları ve oyun için.

Kremalı Kestane Doldurma gibi hazırlayın, ancak kestane püresinin yarısı için 250 g/9 oz/cömert 1 su bardağı sucuk eti ile değiştirin.

Bütün Kestane ile Kremalı Kestane Doldurma

900 g/2 lb/5 bardak yapar

Kümes hayvanları için.

Kremalı Kestane Doldurma için olduğu gibi hazırlayın, ancak galeta unu ile 12 adet pişmiş ve kırılmış kestane ekleyin.

Maydanoz ve Kekik ile Kestane Dolması

675 g/1½ lb/4 bardak yapar

Hindi ve tavuk için.

15 ml/1 yemek kaşığı tereyağı veya margarin
5 ml/1 çay kaşığı ayçiçek yağı
1 küçük soğan, ince doğranmış
1 diş sarımsak, ezilmiş
50 gr/2 oz/1 su bardağı maydanoz ve kekik kuru dolma karışımı
440 g/15½ oz/2 su bardağı konserve şekersiz kestane püresi
150 ml/¼ pt/2/3 su bardağı sıcak su
1 limonun ince rendelenmiş kabuğu
1,5–2,5 ml/¼–½ çay kaşığı tuz

Tereyağı veya margarini ve yağı 1,25 litre/2¼ pt/5½ fincanlık bir kaseye koyun. Üstü açıkken 25 saniye boyunca Tam olarak ısıtın. Soğanı ve sarımsağı ekleyin. Açılmamış halde 3 dakika boyunca Dolu'da pişirin. Kuru doldurma karışımını ekleyin ve iyice karıştırın. 2 dakika boyunca, iki kez karıştırarak, kapağı açık olarak, Dolu üzerinde pişirin. Mikrodalgadan çıkarın. Kestane püresini dönüşümlü olarak sıcak su ile pürüzsüz bir şekilde birleşene kadar yavaş yavaş karıştırın. Tatmak için limon kabuğunu ve tuzu karıştırın. Soğukken kullanın.

tavla ile kestane dolması

675 g/1½ lb/4 bardak yapar

Hindi ve tavuk için.

Maydanoz ve Kekikli Kestane Dolması gibi hazırlayın, ancak 75 gr/3 oz/¾ su bardağı kıyılmış tavlayı limon kabuğu ve tuzla ekleyin.

tavuk ciğeri dolması

350 g/12 oz/2 bardak yapar

Kümes hayvanları ve oyun için.

125 gr/4 oz/2/3 su bardağı tavuk ciğeri
25 gr/1 oz/2 yemek kaşığı tereyağı veya margarin
1 soğan, rendelenmiş
30 ml/2 yemek kaşığı ince kıyılmış maydanoz
1.5 ml/¼ çay kaşığı öğütülmüş yenibahar
125 gr/4 oz/2 su bardağı taze beyaz veya kahverengi ekmek kırıntıları
Tuz ve taze çekilmiş karabiber
Gerekirse tavuk suyu

Ciğerleri yıkayın ve mutfak kağıdında kurutun. Küçük parçalar halinde kesin. Tereyağı veya margarini 1,25 litre/2¼ pt/5½ fincanlık bir kaba koyun. 1 dakika boyunca Tam açık olarak ısıtın. Soğanı ekleyin. Bir kez karıştırarak, 2 dakika boyunca Kapaksız pişirin. Karaciğerleri ekleyin. 3 dakika boyunca, 3 kez karıştırarak, buz çözme üzerinde kapağı açık olarak pişirin. Maydanoz, yenibahar ve ekmek kırıntılarını karıştırın ve tatmak için baharatlayın. Doldurma kuru tarafta kalırsa, küçük bir stokla bağlayın. Soğukken kullanın.

Cevizli ve Portakallı Tavuk Ciğeri Dolması

350 g/12 oz/2 bardak yapar

Kümes hayvanları ve oyun için.

Tavuk Ciğeri Dolması gibi hazırlayın, ancak galeta unu ile birlikte 30 ml/2 yemek kaşığı kırık ceviz içi ve 5 ml/1 çay kaşığı ince rendelenmiş portakal kabuğu ekleyin.

Üçlü Fındık Doldurma

350 g/12 oz/2 bardak yapar

Kümes hayvanları ve et için.

15 ml/1 yemek kaşığı susam yağı
1 diş sarımsak, ezilmiş
125 gr/4 oz/2/3 su bardağı ince çekilmiş fındık
125 gr/4 oz/2/3 su bardağı ince çekilmiş ceviz
125 gr/4 oz/2/3 su bardağı ince öğütülmüş badem
Tuz ve taze çekilmiş karabiber
1 yumurta, çırpılmış

Yağı oldukça büyük bir tabağa dökün. 1 dakika boyunca Tam açık olarak ısıtın. Sarımsağı ekleyin. 1 dakika boyunca Dolu, üstü açık olarak pişirin. Tüm fındıkları karıştırın ve tatmak için mevsim. Yumurta ile bağlayın. Soğukken kullanın.

Patates ve Hindi Ciğeri Dolması

675 g/1½ lb/4 bardak yapar

Kümes hayvanları için.

450 gr/1 lb unlu patates
25 gr/1 oz/2 yemek kaşığı tereyağı veya margarin
1 soğan, doğranmış
2 dilim (dilim) çizgili domuz pastırması, doğranmış
5 ml/1 çay kaşığı kuru karışık otlar
45 ml/3 yemek kaşığı ince kıyılmış maydanoz
2.5 ml/½ çay kaşığı öğütülmüş tarçın
2.5 ml/½ çay kaşığı öğütülmüş zencefil
1 yumurta, çırpılmış
Tuz ve taze çekilmiş karabiber

Patatesleri, Kremalı Patateslerde belirtildiği şekilde, ancak sadece 60 ml/4 yemek kaşığı su kullanarak pişirin. Süzün ve ezin. Tereyağı veya margarini 1,25 litre/2¼ pt/5½ fincanlık bir kaba koyun. 1 dakika boyunca Tam açık olarak ısıtın. Soğanı ve pastırmayı karıştırın. Kapağı açmadan, Dolu ayarda iki kez karıştırarak 3 dakika pişirin. Patatesler de dahil olmak üzere kalan tüm malzemeleri karıştırın, tadına göre baharatlayın. Soğukken kullanın.

Otlu Pirinç Dolması

450 g/1 lb/2 2/3 bardak yapar

Kümes hayvanları için.

125 gr/4 oz/2/3 fincan kolay pişirilebilen uzun taneli pirinç
250 ml/8 fl oz/1 su bardağı kaynar su
2.5 ml/½ çay kaşığı tuz
25 gr/1 oz/2 yemek kaşığı tereyağı veya margarin
1 küçük soğan, rendelenmiş
5 ml/1 tatlı kaşığı kıyılmış maydanoz
5 ml/1 çay kaşığı kişniş (kişniş) yaprağı
5 ml/1 çay kaşığı adaçayı
5 ml/1 çay kaşığı fesleğen yaprağı

Pirinci su ve tuzla belirtildiği gibi pişirin. Tereyağı veya margarini 1,25 litre/2¼ pt/5½ fincanlık bir kaba koyun. 1 dakika boyunca Tam açık olarak ısıtın. Soğanı karıştırın. Bir kez karıştırarak, 1 dakika boyunca Kapaksız pişirin. Pirinç ve otları karıştırın. Soğukken kullanın.

Domatesli İspanyol Pirinci Dolması

450 g/1 lb/22/3 bardak yapar

Kümes hayvanları için.

125 gr/4 oz/2/3 fincan kolay pişirilebilen uzun taneli pirinç
250 ml/8 fl oz/1 su bardağı kaynar su
2.5 ml/½ çay kaşığı tuz
25 gr/1 oz/2 yemek kaşığı tereyağı veya margarin
1 küçük soğan, rendelenmiş
30 ml/2 yemek kaşığı doğranmış yeşil (dolmalık) biber
1 domates, doğranmış
30 ml/2 yemek kaşığı kıyılmış dolma zeytin

Pirinci su ve tuzla belirtildiği gibi pişirin. Tereyağı veya margarini 1,25 litre/2¼ pt/5½ fincanlık bir kaba koyun. 1 dakika boyunca Tam açık olarak ısıtın. Soğan, yeşil biber, domates ve zeytinleri karıştırın. Bir kez karıştırarak, 2 dakika boyunca Kapaksız pişirin. Pirinçle karıştırın. Soğukken kullanın.

Meyveli Pirinç Dolması

450 g/1 lb/22/3 bardak yapar

Kümes hayvanları için.

125 gr/4 oz/2/3 fincan kolay pişirilebilen uzun taneli pirinç
250 ml/8 fl oz/1 su bardağı kaynar su
2.5 ml/½ çay kaşığı tuz
25 gr/1 oz/2 yemek kaşığı tereyağı veya margarin
1 küçük soğan, rendelenmiş
5 ml/1 tatlı kaşığı kıyılmış maydanoz
6 kuru kayısı yarısı, doğranmış
6 adet çekirdeksiz (çekirdeksiz) kuru erik, doğranmış
5 ml/1 çay kaşığı ince rendelenmiş clementine veya satsuma kabuğu

Pirinci su ve tuzla belirtildiği gibi pişirin. Tereyağı veya margarini 1,25 litre/2¼ pt/5½ fincanlık bir kaba koyun. 1 dakika boyunca Tam açık olarak ısıtın. Soğan, maydanoz, kayısı, kuru erik ve kabuğu karıştırın. Bir kez karıştırarak, 1 dakika boyunca Kapaksız pişirin. Pirinçle karıştırın. Soğukken kullanın.

Uzakdoğu Pirinç Dolması

450 g/1 lb/22/3 bardak yapar

Kümes hayvanları için.

Otlu Pirinç Dolması için olduğu gibi hazırlayın, ancak sadece kişniş (kişniş) kullanın. 6 adet konserve ve dilimlenmiş kestane ve 30 ml/2 yemek kaşığı iri kıyılmış kavrulmuş kaju fıstığını soğanla birlikte ekleyin.

Fındıklı Tuzlu Pirinç Doldurma

450 g/1 lb/22/3 bardak yapar

Kümes hayvanları için.

Otlu Pirinç Dolması gibi hazırlayın, ancak sadece maydanozu kullanın. 30 ml/2 yemek kaşığı kuşbaşı doğranmış (kıyılmış) ve kavrulmuş badem ve soğanla birlikte 30 ml/2 yemek kaşığı tuzlu fıstık ekleyin.

çikolatalı cips

16 yapar

75 gr/3 oz/2/3 su bardağı tereyağı veya margarin
30 ml/2 yemek kaşığı altın (hafif mısır) şurubu, erimiş
15 ml/1 yemek kaşığı kakao (şekersiz çikolata) tozu, elenmiş
45 ml/3 yemek kaşığı pudra şekeri (çok ince)
75 g/3 oz/1½ su bardağı mısır gevreği

Tereyağı veya margarini ve şurubu, 2–3 dakika Defrost'ta eritin. Kakao ve şekeri karıştırın. Büyük bir metal kaşıkla mısır gevreğini katlayın, iyice kaplanana kadar fırlatın. Kağıt kek kalıplarına (kek kağıtları) koyun, bir tahta veya tepsi üzerinde durun ve donana kadar soğutun.

Çikolatalı bir tür kek

8 kişilik

Hafif ve kabarık bir dokuya ve derin çikolata tadına sahip bir Kuzey Amerika mutfak robotu pastasının hayali.

100 gr/4 oz/1 su bardağı sade (yarı tatlı) çikolata, parçalara ayrılmış
225 gr/8 oz/2 su bardağı kendi kendine kabaran (kendi kendine kabaran) un
25 gr/1 oz/2 yemek kaşığı kakao (şekersiz çikolata) tozu
1,5 ml/¼ çay kaşığı karbonat (kabartma tozu)
200 g/7 oz/az 1 su bardağı koyu yumuşak kahverengi şeker
150 g/5 oz/2/3 su bardağı tereyağı veya yumuşak margarin, mutfak sıcaklığında
5 ml/1 çay kaşığı vanilya özü (özü)
2 büyük yumurta, mutfak sıcaklığında
120 ml/4 gr/½ su bardağı ayran veya 60 ml/4 yemek kaşığı yağsız süt ve sade yoğurt
Buzlanma (şekerleme) şekeri, toz almak için

Düz kenarlı, derin, 20 cm/8 çaplı bir sufle tabağının tabanını ve kenarlarını streç filmle (plastik sargı) sıkıca hizalayın. Çikolatayı küçük bir kapta Defrost'ta 3-4 dakika iki kez karıştırarak eritin. Unu, kakaoyu ve soda bikarbonatını doğrudan bir mutfak robotunun kasesine eleyin. Eritilmiş çikolatayı kalan tüm malzemelerle ekleyin ve yaklaşık 1 dakika veya malzemeler iyice birleşene ve karışım kalın bir hamur gibi olana kadar işlemden geçirin. Hazırlanan tabağa kaşıkla dökün ve mutfak kağıdıyla gevşek bir şekilde örtün. Pasta tabağın kenarına kadar yükselene ve üst kısmı küçük, kırık kabarcıklarla kaplanana ve oldukça kuru görünene kadar tabağı iki kez çevirerek 9-10 dakika boyunca Full on pişirin. Yapışkan lekeler kalırsa, 20-30 saniye daha Tam ayarda pişirin. Yaklaşık 15 dakika mikrodalgada bekletin (kek biraz düşecek), sonra çıkarın ve sadece ısınana kadar soğumaya bırakın. Streç filmi tutarak tepsiden dikkatlice kaldırın ve tamamen soğuması için bir tel rafa aktarın. Servis yapmadan önce streç filmi soyun ve üzerine elenmiş pudra şekeri serpin. Hava geçirmez bir kapta saklayın.

Moka Turtası

8 kişilik

Devil's Food Cake için olduğu gibi hazırlayın, ancak soğuyunca pastayı yatay olarak üç katmana kesin. 450 ml/¾ pt/2 su bardağı ikili (ağır) veya krem şantiyi koyulaşana kadar çırpın. Biraz elenmiş krema (şekerleme) şekeri ile tatlandırın, ardından soğuk siyah kahve ile oldukça güçlü bir şekilde tatlandırın. Kek katmanlarını birbirine sandviç yapmak için kremanın bir kısmını kullanın, ardından kalanını üst ve yanlarda döndürün. Servis yapmadan önce hafifçe soğutun.

Çok katmanlı Kek

8 kişilik

Devil's Food Cake için olduğu gibi hazırlayın, ancak soğuyunca pastayı yatay olarak üç katmana kesin. Kayısı reçeli, krem şanti ve rendelenmiş çikolata veya çikolata sosu ile birlikte sandviç.

Kara Orman Kirazlı Turta

8 kişilik

Devil's Food Cake için olduğu gibi hazırlayın, ancak soğuyunca pastayı yatay olarak üç katmana bölün ve her birini kiraz likörü ile nemlendirin. Vişne reçeli (konserve) veya vişne meyve dolgusu ile birlikte sandviç. 300 ml/½ pt/1¼ bardak iki katı (ağır) veya krem şantiyi koyulaşana kadar çırpın. Kekin üzerine ve yanlarına yayın. Kenarlarına ezilmiş bir çikolata parçası veya rendelenmiş çikolata bastırın, ardından üstünü yarıya bölünmüş glace (şekerlenmiş) kirazlarla süsleyin.

Çikolatalı Portakallı Gateau

8 kişilik

Devil's Food Cake için olduğu gibi hazırlayın, ancak soğuyunca pastayı yatay olarak üç katmana kesin ve her birini portakal likörü ile nemlendirin. İnce dilimlenmiş portakal marmelatı ve ince bir tur badem ezmesi (badem ezmesi) ile birlikte sandviç. 300 ml/½ pt/1¼ bardak iki katı (ağır) veya krem şantiyi koyulaşana kadar çırpın. Renklendirin ve 10-15 ml/2–3 çay kaşığı siyah pekmez (pekmez) ile hafifçe tatlandırın, ardından 10 ml/2 çay kaşığı rendelenmiş portakal kabuğu ile karıştırın. Kekin üzerine ve yanlarına yayın.

Çikolatalı Tereyağı Kremalı Pasta

8-10 kişilik

30 ml/2 yemek kaşığı kakao (şekersiz çikolata) tozu
60 ml/4 yemek kaşığı kaynar su
175 g/6 oz/¾ fincan tereyağı veya margarin, mutfak sıcaklığında
175 g/6 oz/¾ fincan koyu yumuşak kahverengi şeker
5 ml/1 çay kaşığı vanilya özü (özü)
3 yumurta, mutfak sıcaklığında
175 g/6 oz/1½ su bardağı kendi kabaran (kendi kendine kabaran) un
15 ml/1 yemek kaşığı siyah pekmez (pekmez)
Tereyağı Kremalı Buzlanma
Buzlanma (şekerleme) şekeri, pudralamak için (isteğe bağlı)

18 x 9 cm/7 x 3½ çapında bir sufle tabağının tabanını ve kenarlarını streç filmle (plastik sargı) sıkıca hizalayın ve kenardan hafifçe sarkmasına izin verin. Kaynayan su ile kakaoyu güzelce karıştırın. Hafif ve kabarık olana kadar tereyağı veya margarin, şeker ve vanilya özünü birlikte kremleyin. Yumurtaları teker teker çırpın, her birine 15 ml/1 yemek kaşığı un ekleyin. Kalan unu siyah şeker pekmezi ile eşit şekilde birleşene kadar katlayın. Hazırlanan tabağa düzgün bir şekilde yayın ve mutfak kağıdıyla gevşek bir şekilde örtün. Pasta iyice

kabarana ve üzeri artık nemli görünmeyene kadar 6–6½ dakika Full on pişirin. Aşırı pişirmeyin yoksa kek büzülür ve sertleşir. 5 dakika bekletin, ardından streç filmden (plastik sargı) tutarak keki kalıptan çıkarın ve bir tel rafa aktarın. Sargıyı nazikçe soyun ve soğumaya bırakın. Pastayı yatay olarak üç katmana kesin ve kremayla (dondurma) sandviç yapın. İsterseniz kesmeden önce üstünü elenmiş pudra şekeri ile tozlayın.

Çikolatalı Mocha Kek

8-10 kişilik

Çikolatalı Tereyağı Kremalı Katmanlı Kek için olduğu gibi hazırlayın, ancak Tereyağı Kremalı Buzlanmayı (buzlanma) 15 ml/1 yemek kaşığı çok güçlü siyah kahve ile tatlandırın. Daha yoğun bir tat için sıvı kahveye 5 ml/1 çay kaşığı çekilmiş kahve ekleyin.

Portakallı-Çikolatalı Pasta

8-10 kişilik

Çikolatalı Tereyağlı Kremalı Katman Kek gibi hazırlayın ancak kek malzemelerine 10 ml/2 çay kaşığı ince rendelenmiş portakal kabuğu ekleyin.

Duble Çikolatalı Kek

8-10 kişilik

Çikolatalı Tereyağlı Kremalı Katmanlı Kek için olduğu gibi hazırlayın, ancak Tereyağı Kremalı Buzlanmaya (buzlanma) 100 g/4 oz/1 su bardağı eritilmiş ve soğutulmuş sade (yarı tatlı) çikolata ekleyin. Kullanmadan önce sertleşmesine izin verin.

Krem Şanti ve Cevizli Torte

8-10 kişilik

1 Çikolatalı Tereyağlı Kremalı Katmanlı Kek
300 ml/½ pt/1¼ su bardağı ikili (ağır) krema
150 ml/¼ pt/2/3 su bardağı krem şanti
45 ml/3 yemek kaşığı pudra şekeri, elenmiş
Vanilya, gül, kahve, limon, portakal, badem, ratafya gibi herhangi bir aroma özü (özü)
Süslemek için fındık, çikolata talaşı, gümüş drajeler, kristalize çiçek yaprakları veya glacé (şekerlenmiş) meyveler

Pastayı yatay olarak üç katmana kesin. Kremleri kalınlaşana kadar çırpın. Tatlandırmak için pudra şekerini ve aromayı katlayın. Kek katmanlarını kremayla birlikte sandviçleyin ve üzerini dilediğiniz gibi süsleyin.

Noel Kapısı

8-10 kişilik

1 Çikolatalı Tereyağlı Kremalı Katmanlı Kek
45 ml/3 yemek kaşığı çekirdeksiz ahududu reçeli (konserve)
Marzipan (badem ezmesi)
300 ml/½ pt/1¼ su bardağı ikili (ağır) krema
150 ml/¼ pt/2/3 su bardağı krem şanti
60 ml/4 yemek kaşığı pudra (çok ince) şeker
Glace (şekerlenmiş) kirazlar ve yenilebilir kutsal dallar, süslemek için

Pastayı üç kata kesin ve reçel ile birlikte ince haddelenmiş marzipan turları ile birlikte sandviç yapın. Krema ve pudra şekerini koyulaşana kadar çırpın ve kekin üzerini ve kenarlarını kaplayacak şekilde kullanın. Üstünü kiraz ve holly ile süsleyin.

Amerikan kekleri

12 yapar

50 gr/2 oz/½ fincan sade (yarı tatlı) çikolata, parçalara ayrılmış
75 gr/3 oz/2/3 su bardağı tereyağı veya margarin
175 g/6 oz/¾ fincan koyu yumuşak kahverengi şeker
2 yumurta, mutfak sıcaklığında, çırpılmış
150 g/5 oz/1¼ su bardağı sade (çok amaçlı) un
1.5 ml/¼ çay kaşığı kabartma tozu
5 ml/1 çay kaşığı vanilya özü (özü)
30 ml/2 yemek kaşığı soğuk süt
Buzlanma (şekerleme) şekeri, toz almak için

Tereyağı ve taban, 25 x 16 3 5 cm/10 x 6½ 3 2'lik bir tepsiye dizilir. Çikolata ve tereyağı veya margarini 2 dakika boyunca iyice karışana kadar karıştırarak eritin. Şeker ve yumurtaları iyice karışana kadar çırpın. Un ve kabartma tozunu birlikte eleyin, ardından vanilya özü ve sütle birlikte çikolata karışımına hafifçe karıştırın. Hazırlanan tabağa eşit şekilde yayın ve mutfak kağıdıyla gevşek bir şekilde örtün. Kek iyice kabarıp üzeri küçük kırık hava delikleriyle kaplanana kadar 7 dakika Full on pişirin. Çanak içinde 10 dakika soğumaya bırakın. Kareler halinde kesin, üstlerini oldukça kalın bir şekilde pudra şekeri ile tozlayın, ardından bir tel ızgara üzerinde tamamen soğumaya bırakın. Hava geçirmez bir kapta saklayın.

Çikolatalı Fındıklı Kek

12 yapar

Amerikan keki gibi hazırlayın, ancak şekerle birlikte 90 ml/6 yemek kaşığı iri kıyılmış ceviz ekleyin. 1 dakika fazladan pişirin.

Yulaf Şekerleme Üçgenler

8 yapar

125 gr/4 oz/½ su bardağı tereyağı veya margarin
50 gr/2 oz/3 yemek kaşığı altın (hafif mısır) şurubu
25 ml/1½ yemek kaşığı siyah pekmez (pekmez)
100 g/4 oz/½ fincan koyu yumuşak kahverengi şeker
225 g/8 oz/2 su bardağı yulaf lapası

20 cm/8 inç çapında derin bir kabı iyice yağlayın. Açılmamış tereyağı, şurup, şeker pekmezi ve şekeri 5 dakika Defrost'ta eritin. Yulafları karıştırın ve karışımı tabağa yayın. Kapağı bir kez çevirerek, Dolu ayarda 4 dakika pişirin. 3 dakika beklemeye bırakın. 1½ dakika daha pişirin. Ilık soğumaya bırakın, ardından sekiz üçgene kesin. Soğuyunca tabaktan çıkarın ve hava geçirmez bir kapta saklayın.

müsli üçgenler

8 yapar

Yulaf Şekerleme Üçgenleri gibi hazırlayın, ancak yulaf lapası yerine şekersiz müsli kullanın.

çikolata kraliçeleri

12 yapar

125 gr/4 oz/1 su bardağı kendi kabaran (kendi kendine kabaran) un
30 ml/2 yemek kaşığı kakao (şekersiz çikolata) tozu
50 g/2 oz/¼ fincan tereyağı veya margarin, mutfak sıcaklığında
50 g/2 oz/¼ fincan hafif yumuşak esmer şeker
1 yumurta
5 ml/1 çay kaşığı vanilya özü (özü)
30 ml/2 yemek kaşığı soğuk süt
Süslemek için krema (şekerleme) şekeri veya çikolata sosu (isteğe bağlı)

Un ve kakaoyu birlikte eleyin. Ayrı bir kapta, tereyağı veya margarini ve şekeri yumuşak ve kabarık olana kadar krema haline getirin. Yumurta ve vanilya özünü çırpın. Un karışımını sütle dönüşümlü olarak katlayın, çırpmadan bir çatalla hızlı bir şekilde karıştırın. 12 kağıt kek kalıbına (kek kağıtları) bölün. Cam veya plastik döner tablanın üzerine birer birer altı tane koyun, mutfak kağıdıyla gevşek bir şekilde örtün ve 2 dakika boyunca Dolu olarak pişirin. Bir tel raf üzerinde soğutun. İstenirse, elenmiş pudra şekeri serpin veya çikolata sosuyla kaplayın. Hava geçirmez bir kapta saklayın.

lapa lapa çikolata kraliçeleri

12 yapar

Çikolatalı Queenies'teki gibi hazırlayın, ancak küçük bir parça çikolatayı kırın ve yumurta ve vanilya özü eklendikten sonra yavaşça kek karışımına karıştırın.

Kahvaltı Kepeği ve Ananaslı Kek

Yaklaşık 12 parça yapar

Oldukça yoğun bir kek ve yoğurt ve içecek ile servis edilen kullanışlı bir atıştırmalık kahvaltı.

100 g/3½ oz/1 su bardağı Tam Kepekli tahıl
50 g/2 oz/¼ fincan koyu yumuşak kahverengi şeker
175 g/6 oz konserve ezilmiş ananas
20 ml/4 tatlı kaşığı bal
1 yumurta, çırpılmış
300 ml/½ pt/1¼ su bardağı yağsız süt
150 gr/5 oz/1¼ su bardağı kendi kendine kabaran (kendi kendine kabaran) kepekli un

18 cm/7 çapındaki bir sufle tabağının tabanını ve kenarlarını streç filmle (plastik sargı) sıkıca hizalayın ve kenardan çok hafif sarkmasına izin verin. Tahıl, şeker, ananas ve balı bir kaseye koyun. Bir tabakla örtün ve 5 dakika boyunca Defrost'ta ısıtın. Geri kalan malzemeleri çırpmadan hızlı bir şekilde karıştırarak karıştırın. Hazırlanan yemeğe aktarın. Gevşek bir şekilde mutfak kağıdı ile örtün ve Defrost'ta 20 dakika, yemeği dört kez çevirerek pişirin. Soğuyana kadar bekletin ve

ardından streç filmden tutarak bir tel rafa aktarın. Tamamen soğuduğunda, kesmeden önce 1 gün hava geçirmez bir kapta saklayın.

Meyveli Çikolatalı Bisküvi Crunch Kek

10-12 yapar

200 g/7 oz/az 1 fincan sade (yarı tatlı) çikolata, karelere bölünmüş
225 g/8 oz/1 su bardağı tuzsuz (tatlı) tereyağı (margarin değil)
2 büyük yumurta, mutfak sıcaklığında, dövülmüş
5 ml/1 çay kaşığı vanilya özü (özü)
75 g/3 oz/¾ fincan iri kıyılmış karışık kuruyemiş
75 g/3 oz/¾ fincan doğranmış kristalize ananas veya papaya
75 g/3 oz/¾ fincan kıyılmış kristalize zencefil
25 ml/1½ yemek kaşığı pudra şekeri, elenmiş
Grand Marnier veya Cointreau gibi 15 ml/1 yemek kaşığı meyve likörü
Her biri 8 parçaya bölünmüş sindirim ürünleri (Graham krakerleri) gibi 225 g/8 oz sade tatlı bisküviler (kurabiyeler)

20 cm/8 inç çapındaki bir tabağın veya sünger sandviç kalıbının (tava) tabanını ve kenarlarını streç filmle (plastik sargı) sıkıca hizalayın. Çikolata parçalarını büyük bir kapta ağzı açık halde eritin, 4-5 dakika çok yumuşak ama yine de orijinal şekillerini koruyana kadar eritin. Tereyağını büyük küpler halinde kesin ve 2-3 dakika boyunca Buz Çözmede açıkta eritin. Eritilmiş çikolataya yumurta ve vanilya özü ile

iyice karıştırın. Kalan tüm malzemeleri karıştırın. İyice birleştiğinde, hazırlanan kalıba yayın ve folyo veya streç film (plastik sargı) ile kaplayın. 24 saat soğutun, ardından dikkatlice kaldırın ve streç filmi soyun. Servis yapmak için kamalara kesin. Kek oda sıcaklığında yumuşadığı için porsiyonlar arasında buzdolabında saklayın.

Meyveli Mocha Bisküvi Çıtır Kek

10-12 yapar

Meyveli Çikolatalı Bisküvi Çıtır Kek gibi hazırlayın, ancak 20 ml/4 çay kaşığı hazır kahve tozunu veya granüllerini çikolata ile eritin ve meyve likörü yerine kahve likörü değiştirin.

Meyveli Romlu ve Üzümlü Bisküvili Crunch Kek

10-12 yapar

Meyveli Çikolatalı Bisküvi Çıtır Kek için olduğu gibi hazırlayın, ancak kristalize meyve için 100 g/3½ oz/¾ fincan kuru üzüm ve likör için koyu rom kullanın.

Meyveli Viski ve Portakallı Bisküvi Çıtır Kek

10-12 yapar

Meyveli Çikolatalı Bisküvi Çıtır Kek için hazırlayın, ancak ince rendelenmiş 1 portakal kabuğunu çikolata ve tereyağına karıştırın ve likör yerine viski koyun.

Beyaz Çikolatalı Meyveli Crunch Kek

10-12 yapar

Meyveli Çikolatalı Bisküvi Çıtır Kek için olduğu gibi hazırlayın, ancak beyaz çikolatayı koyu renkle değiştirin.

İki Katlı Kayısı ve Ahududulu Cheesecake

12 kişilik

Baz için:
100 gr/3½ oz/½ su bardağı tereyağı
225 g/8 oz/2 su bardağı çikolatalı sindirim bisküvi (Graham kraker) kırıntıları
5 ml/1 tatlı kaşığı karışık (elmalı turta) baharat

Kayısı tabakası için:
60 ml/4 yemek kaşığı soğuk su
30 ml/2 yemek kaşığı toz jelatin
500 g/1 lb 2 oz/2¼ su bardağı lor (pürüzsüz süzme) peynir
250 g/9 oz/1¼ bardak fromage frais veya kuark
60 ml/4 yemek kaşığı pürüzsüz kayısı reçeli (konserve)
75 g/3 oz/2/3 fincan pudra (çok ince) şeker
3 yumurta, ayrılmış
Bir tutam tuz

Ahududu tabakası için:

210

45 ml/3 yemek kaşığı soğuk su
15 ml/1 yemek kaşığı toz jelatin
225 g/8 oz taze ahududu, ezilmiş ve elenmiş (süzülmüş)
30 ml/2 yemek kaşığı pudra (çok ince) şeker
150 ml/¼ pt/2/3 su bardağı ikili (ağır) krema

Dekorasyon için:
Taze ahududu, çilek ve kırmızı kuş üzümü dizileri

Tabanı yapmak için, açığa çıkan tereyağını 3–3½ dakika Buz Çözme modunda eritin. Bisküvi kırıntılarını ve baharatları karıştırın. 25 cm/10 çapındaki kelepçeli kek kalıbının (tava) tabanına eşit şekilde yayın. Sertleşene kadar 30 dakika soğutun.

Kayısı tabakasını yapmak için suyu ve jelatini bir leğene koyun ve iyice karıştırın. Yumuşayana kadar 5 dakika bekletin. 2½–3 dakika boyunca Defrost'ta açıkta eritin. Lor peyniri, fromage frais veya lor peyniri, reçel, şeker ve yumurta sarısı ile birlikte bir mutfak robotuna koyun ve malzemeler iyice birleşene kadar makineyi çalıştırın. Büyük bir kaseye kazıyın, bir tabakla örtün ve kalınlaşmaya başlayana kadar soğutun ve kenarını ayarlayın. Yumurta aklarını ve tuzu sert zirvelere kadar çırpın. Peynir karışımının üçte birini çırpın, kalanını metal bir kaşık veya spatula ile katlayın. Bisküvi tabanının üzerine eşit şekilde yayın. Mutfak kağıdıyla gevşek bir şekilde örtün ve sertleşene kadar en az 1 saat soğutun.

Ahududu tabakasını yapmak için suyu ve jelatini bir leğene koyun ve iyice karıştırın. Yumuşayana kadar 5 dakika bekletin. 1½–2 dakika boyunca Defrost'ta açıkta eritin. Ahududu püresi ve şekerle birleştirin. Folyo veya streç film (plastik sargı) ile örtün ve kalınlaşmaya başlayana kadar soğutun ve kenarlarını ayarlayın. Kremayı yumuşak bir kıvam alana kadar çırpın. Meyve karışımının üçte birini çırpın, kalanını metal bir kaşık veya spatula ile katlayın. Cheesecake karışımının üzerine eşit şekilde yayın. Gevşek bir şekilde örtün ve sertleşene kadar birkaç saat soğutun. Servis yapmak için, cheesecake'i gevşetmek için sıcak suya batırılmış bir bıçağı iç kenarlarında gezdirin. Kutunun klipsini açın ve kenarını çıkarın. Üzerini meyvelerle süsleyin. Sıcak suya batırılmış bir bıçakla porsiyonlar halinde kesin.

Fıstık Ezmeli Cheesecake

10 kişilik

Baz için:

100 gr/3½ oz/½ su bardağı tereyağı

225 gr/8 oz/2 su bardağı zencefilli bisküvi (kurabiye) kırıntıları

Tepesi için:

90 ml/6 yemek kaşığı soğuk su

45 ml/3 yemek kaşığı toz jelatin

750 gr/1½ lb/3 su bardağı lor (pürüzsüz süzme) peynir

4 yumurta, ayrılmış

5 ml/1 çay kaşığı vanilya özü (özü)

150 g/5 oz/2/3 su bardağı pudra (çok ince) şeker

Bir tutam tuz

150 ml/¼ pt/2/3 su bardağı ikili (ağır) krema

60 ml/4 yemek kaşığı pürüzsüz fıstık ezmesi, mutfak sıcaklığında

Kıyılmış hafif tuzlu veya sade fıstık (isteğe bağlı)

Tabanı yapmak için, açığa çıkan tereyağını 3–3½ dakika Buz Çözme modunda eritin. Bisküvi kırıntılarını karıştırın. 20 cm/8 çapındaki kelepçeli kalıbın (tava) tabanına yayın ve sertleşene kadar 20-30 dakika soğutun.

Üzerini hazırlamak için suyu ve jelatini bir leğene koyun ve iyice karıştırın. Yumuşatmak için 5 dakika bekletin. 3–3½ dakika boyunca Defrost'ta açıkta eritin. Peynir, yumurta sarısı, vanilya özü ve şekerle birlikte bir mutfak robotuna koyun ve makineyi pürüzsüz olana kadar çalıştırın. Büyük bir kaseye kazıyın. Yumurta aklarını ve tuzu sert zirvelere kadar çırpın. Kremayı yumuşak bir kıvam alana kadar çırpın. Yumurta aklarını ve kremayı dönüşümlü olarak peynir karışımına katlayın. Son olarak fıstık ezmesini dökün. Hazırlanan kalıba eşit şekilde yayın, sıkıca kapatın ve en az 12 saat soğutun. Servis yapmak için, sıcak suya batırılmış bir bıçağı gevşetmek için kenarlarında gezdirin. Kalıbın klipsini açın ve kenarlarını çıkarın. Dilerseniz kıyılmış fıstıklarla süsleyin. Sıcak suya batırılmış bir bıçakla porsiyonlar halinde kesin.

Limonlu Lor Cheesecake

10 kişilik

Fıstık Ezmeli Cheesecake için olduğu gibi hazırlayın, ancak fıstık ezmesi yerine limonlu lor kullanın.

çikolatalı Cheesecake

10 kişilik

Fıstık Ezmeli Cheesecake için hazırlayın, ancak fıstık ezmesi yerine çikolata serpin.

Sharon Meyveli Cheesecake

10 kişilik

Bana Yeni Zelandalı bir bayan tarafından domates benzeri meyve tamarillo'ya dayanan bir tarif. Elde etmek her zaman kolay olmadığı için, kış sharon meyvesi takdire şayan bir ikame, hatta çok olgun oldukları sürece hurma benzeri bir hurma haline gelir.

Baz için:

175 g/6 oz/¾ fincan tereyağı

100 g/3½ oz/½ fincan hafif yumuşak esmer şeker

225 gr/8 oz malt bisküvi (kurabiye) kırıntıları

Dolgu için:

4 sharon meyvesi, doğranmış

100 g/4 oz/½ fincan hafif yumuşak esmer şeker

30 ml/2 yemek kaşığı toz jelatin

30 ml/2 yemek kaşığı soğuk su

300 gr/10 oz/1¼ su bardağı krem peynir

3 büyük yumurta, ayrılmış

½ limon suyu

25 cm/10 çapındaki kelepçeli kalıbı (tava) iyice durulayın ve ıslak bırakın. Açılmamış tereyağı veya margarini 3–3½ dakika Defrost'ta eritin. Şeker ve bisküvi kırıntılarını karıştırın. Kalıbın tabanına eşit şekilde bastırın. Kek dolgusunu hazırlarken soğutun.

İç harcı yapmak için, sharon meyvesini bir tabağa koyun ve üzerine şekerin yarısını serpin. Jelatini bir leğene koyun ve suyla karıştırın. Yumuşayana kadar 5 dakika bekletin. 3–3½ dakika boyunca Defrost'ta açıkta eritin. Ayrı bir kapta, peyniri yumuşak ve kabarık olana kadar çırpın, ardından jelatin, yumurta sarısı, limon suyu ve kalan şekeri ekleyin. Yumurta aklarını sert zirvelere çırpın. Sharon meyvesi ile alternatif olarak peynir karışımına katlayın. Bisküvi tabanının üzerine dökün ve gece boyunca soğutun. Servis yapmak için, sıcak suya batırılmış bir bıçağı kenarlarında gezdirerek gevşetin, ardından kalıbın klipslerini açın ve kenarlarını çıkarın.

Yabanmersinli peynir pastası

10 kişilik

Sharon Meyveli Cheesecake için olduğu gibi hazırlayın, ancak sharon meyvesi için 350 g/12 oz yaban mersini kullanın.

Fırında Limonlu Cheesecake

10 kişilik

Baz için:

75 gr/3 oz/1/3 su bardağı tereyağı, mutfak sıcaklığında

175 g/6 oz/1½ bardak sindirim bisküvi (Graham kraker) kırıntıları

30 ml/2 yemek kaşığı pudra (çok ince) şeker

Dolgu için:

450 g/1 lb/2 su bardağı orta yağlı lor (pürüzsüz süzme) peynir, mutfak sıcaklığında

75 g/3 oz/1/3 fincan pudra (çok ince) şeker

2 büyük yumurta, mutfak sıcaklığında

5 ml/1 çay kaşığı vanilya özü (özü)

15 ml/1 yemek kaşığı mısır unu (mısır nişastası)

1 limonun ince rendelenmiş kabuğu ve suyu

150 ml/¼ pt/2/3 su bardağı ikili (ağır) krema

150 ml/5 oz/2/3 su bardağı ekşi (süt ekşi) krema

Tabanı yapmak için, 2–2½ dakika boyunca Buz Çözmede açıkta kalan tereyağını eritin. Bisküvi kırıntılarını ve şekeri karıştırın. 20 cm/8 inç çapındaki bir tabağın tabanını ve kenarını streç filmle (plastik sargı) hizalayın ve kenardan çok hafif sarkmasına izin verin. Bisküvi karışımı ile tabanı ve yanları kaplayın. 2½ dakika boyunca, ağzı açık şekilde, Dolu'da pişirin.

Dolguyu yapmak için peyniri yumuşayana kadar çırpın, ardından ekşi krema hariç kalan malzemeleri karıştırın. Kırıntı kutusuna dökün ve mutfak kağıdıyla gevşek bir şekilde örtün. Tabağı iki kez çevirerek 12 dakika boyunca Tam olarak pişirin. Ortada biraz hareket göründüğünde ve üst kısmı biraz yükselip çatlamaya başladığında kek hazırdır. 5 dakika beklemeye bırakın. Mikrodalgadan çıkarın ve kek soğudukça üstüne ve hatta dışarı çıkacak olan ekşi krema ile hafifçe yayın.

Fırında Limonlu Cheesecake

10 kişilik

Fırında Limonlu Cheesecake gibi hazırlayın, ancak limon yerine 1 limonun kabuğunu ve suyunu değiştirin.

Fırında Frenk üzümü Cheesecake

10 kişilik

Fırında Limonlu Cheesecake gibi hazırlayın, ancak tamamen soğuyunca üstünü ya kaliteli frenk üzümü reçeli (konserve) ya da konserve kuş üzümü meyve dolgusu ile yayın.

Fırında Ahududulu Cheesecake

10 kişilik

Fırında Limonlu Cheesecake için olduğu gibi hazırlayın, ancak mısır unu (mısır nişastası) için ahududu pelte tozu kullanın. Üzerini taze ahududularla süsleyin.